退屈ボケの処方箋

脳はスマホで若返る

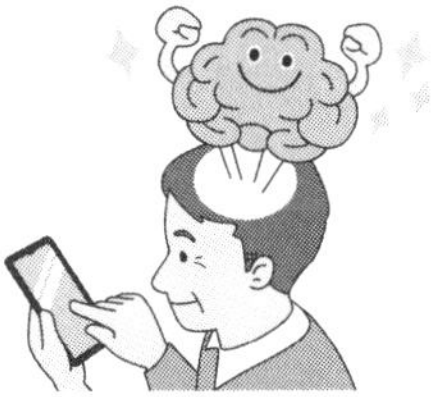

脳神経内科医 内野勝行

JN079182

Introduction

元気に長生きしたければ、スマホを使いましょう

私がいる金町駅前脳神経内科には毎日、シニア層の患者さんがたくさんいらっしゃいます。とても高齢者とは思えない元気な方もいれば、残念ながら老け込んでしまっている方もいます。

その違いはなんでしょうか？

要因はいろいろありますが、私は、運命を分けるひとつに「デジタルを使いこなしているかどうか」があると考えています。

スマホ（スマートフォン）やパソコンを使えず、古い「ガラケー」を使っているような方は、あまり元気がないようです。でも、診察のたびにスマートウォッチで計測した血圧の記録をプリントアウトして持ってくるような方は、びっくりするほど元気です。

私の身近なところにも実例があります。72歳になる、私の母です。彼女はスマホを使えなかったのですが、デジタルに親しむシニアほど若々しく、元気であることに気づいた私がスマホを買ってあげると、みるみる元気になりました。それは、スマホなどに代表されるデジタルがシニアを強くしてくれるからです。シニアの弱点を補い、強みをさらに伸ばしてくれるのです。

歳を重ねると、一部の認知能力が落ちます。よく知られているのが記憶力。若いころと比べると、どうしても物覚えや、思い出す能力が落ちてしまいます。

今までの時代なら、それは「歳をとったせいだから」で済まされてしまいました。しかし、今はデジタルがあります。手元にスマホがあれば、ど忘れした「アレ」を検索するのもあっという間ですし、忘れやすい物事をカメラやメモで記録するのも簡単です。

つまり、デジタルは、歳を重ねたことによる衰えを補ってくれるのです。落ちた視力をメガネで補うように、あるいは弱くなった関節を人工関節に交換するように、脳の機能が落ちても、そこはデジタルで補えばいいのです。今はそういう時代です。

さらに、デジタルの力を借りると、若いころよりも脳の能力をアップさせることも可能です。

「歳をとると脳は衰えるもの」と思い込んでいる方が多いですが、それは誤りです。近年の研究で、加齢に伴って上がる能力もあることがわかってきました。

たとえば、ワシントン大学の研究では、異なる年齢の被験者に認知力を計測する6種のテストを実施したところ、そのうち4種の認知力は20代の若者よりも高齢者のほうが高いことがわかりました。

それは言語力や推論力などです。また、シニアのほうが若者よりも経験値が高いことは言うまでもありません。

ということは、デジタルを使って弱点を補えば、トータルでは若いころよりも脳のパフォーマンスを上げることさえできるということです。

デジタルシニアが元気な理由はここにあります。

本書では、デジタルを使いこなすことで、90歳、100歳になっても元気でいられる方法をお伝えします。

内野勝行

目次

第四章 デジタルを使いこなすシニアになる

第一章

デジタルはシニアの味方!?

スマホを使うのはとっても簡単

シニアの心身を元気にしてくれるデジタル。

ところが、デジタルを使いこなしているシニアはとても少ないのが現状です。スマホを使えなかった私の母も例外ではありません。

なぜ日本のシニアはデジタルが苦手なのでしょうか？　それは、デジタルについて重大な誤解があるからだと私は考えています。

まず、よくあるのが「デジタル機器は使うのが難しい」という思い込みです。

それは間違いです。スマホなどの電子機器は、シニアが親しんできた黒電話やオーディオ、マニュアルの自動車よりも、ずっと簡単に使えるようにできています。

考えてもみてください。今の地球の人口は80億人ほどですが、スマホのユーザーは、現時点でも40億人以上もいます。これから発展する国やアフリカの砂漠まで含めても、2人に1人以上がスマホを使っているのです。そんな道具が、使うのが難しいはずがありません。

それでも「スマホって難しそう」としり込みしてしまうシニアが日本に多いのは、昔ながらのアナログな道具と同じ使い方をするものだと勘違いしているからではないでしょうか。

テレビにせよ、冷蔵庫にせよ、シニアが親しんできた家電は、説明書を読み、仕組みを理解することが必須でした。

でも、そもそもスマホには説明書などありません。あったとしても、電源ボタンや充電ケーブルの差し込み口の位置を教えてくれる程度でしょう。スマホは、仕組みを理解しなくても、直感的に使えるようにできています。そう、アナログな道具とは違い、何も考えずに使えるように作られているのです。

後ほど詳しく解説しますが、スマホを使いこなすのは、シニアがずっと使ってきたアナログな道具よりもはるかに簡単です。「スマホを使うのは難しい」というのは誤解なのです。

シニアにとってのデジタルはいいことだらけ

もう一つの、もっと重要な誤解は、「デジタルは心身に悪そう、よくない影響がありそう」というものです。

学生なら勉強の時間が奪われるとか、SNS《エスエヌエス》依存になるといったリスクが語られることがあります。ニュースなどの情報源が偏るといった指摘もありますよね。

たしかに、デジタルにデメリットもあるのは事実です。どんな道具も、使い方を間違えればよくない結果をもたらすのと同じです。

しかし、重要なポイントは、こういったデメリットは若者には当てはまるものの、シニアには当てはまらない場合が多いということです。それどころか、若者にとってはデメリットだけれど、シニアにとってはメリットである場合も少なくないのです。

デジタルが普及していなかった今までの時代は、パソコンやゲーム機といったデジタル機器に触れられるのは若者だけでした。したがって、常に「デジタルのデメリット＝若者にとってのデジタルのデメリット」という前提がありました。

しかしスマホが普及した今は、その前提が崩れつつあります。歴史上はじめて、シニアがデジタルに触れる状況が生まれているからです。

ですから、今まで語られてきた「デジタルのデメリット」はいったん忘れていいでしょう。シニアにとってのデジタルの意味は、若者にとってのそれとはまったく違います。

シニアにとってのデジタルは、若者とは違い、実はメリットがとても多いのです。デジタルはいいことだらけです。

暇と退屈が一番の敵

脳は、新しい情報に接すると活性化することがわかっています。裏を返すと、同じような情報ばかりに接していると、脳は働きが鈍り、だんだんと衰えていくということです。

これは、若者にとって、デジタルはあまりよくないと言われる理由の一つです。たしかに、毎日毎日スマホばかり見て同じような動画やゲームばかりに接していては、脳が衰えてしまうでしょう。

しかし、シニアにとっては事情がまったく違います。なぜなら、シニアにとってスマホは目新しいものであり、その新奇の刺激が脳を活性化してくれるからです。

これだけでもシニアにとってのデジタルは大きな価値があることがわかります。

私は、スマホを積極的に使うシニアは、そうでない方と比べて認知症のリスクが小さくなると確信していますが、それは、デジタルが脳を活性化させる刺激になるためです。

認知症や老人性うつの最大のリスクは「退屈」です。

仕事をリタイアして会社に行く必要はないけれど、夫婦の会話も少なく、孫もたまにしか遊びに来ない。友人に会う機会も少なく、旅行に行くわけでもない。毎日、家でぼんやりとテレビを見て、たまに近所のスーパーに行くだけ……。

そんな生活は最悪です。一日も早く認知症になろうとしているようなものです。

しかし、日本にはこのようなシニアがたくさんいるのが現実ではないでしょうか。

そんなシニアを救うのが、スマホなどの〝デジタル〟です。刺激や他人とのコミュニケーションは、スマホの中にたくさんあります。

シニアにとってのスマホの意味

ゲームやSNSに時間を費やすことは、たしかに若い世代にとってはマイナスかもしれません。しかし、シニアにとってはどうでしょうか？

新奇な情報に接することなく退屈な毎日を送るシニアにとっては、そういった刺激は救世主になり得ます。脳を活性化してくれるのです。

怪しげな出会いや誹謗中傷など悪い側面ばかりが注目されがちなSNSも、シニアに対してはとても大きな価値があります。社交性は加齢とともに落ちていく傾向がありますが、それを補ってくれるからです。

SNSでのやりとりだって、シニアにとっては貴重なコミュニケーションです。時にエスカレートして熱くなることがあっても、それは脳への刺激でもあります。

物事を思い出す際には脳のシナプスが活性化します。しかし今の若い世代はスマホで検索してしまうため活性化しづらく、スマホは脳が衰える要因になっている、という説があります。

それはそれで一理あるのですが、やはりシニアにとっては事情が違います。シニアのシナプスは過去の積み重ねで十分に発達しているので、「あれ、なんだっけ？」と思い出す時間は、言ってしまえば必要ありません。

それよりは、さっとスマホで検索して時間を節約したほうがいいでしょう。脳が違えば、スマホとの付き合い方も変わるのです。

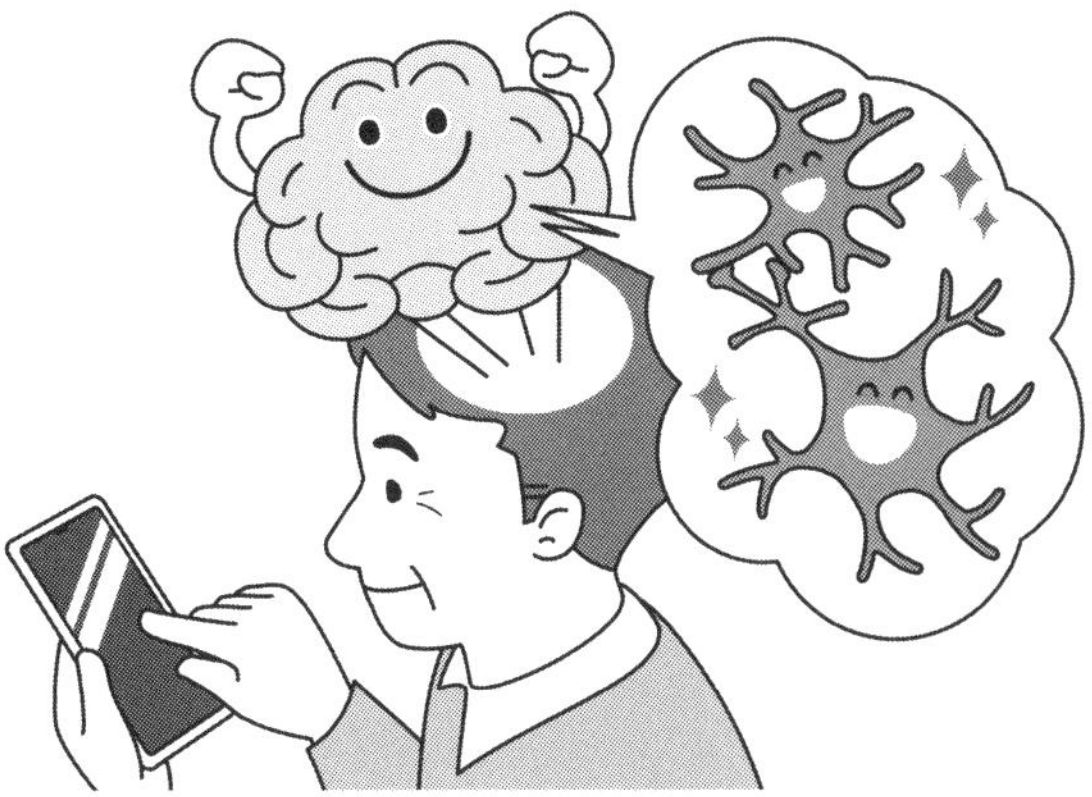

好きなものをとことん追求できる

新聞などの古いメディアとスマホを比べると、スマホは好きな情報ばかりを見てしまうからよくない、という意見もあります。さまざまな情報に触れられる新聞などのメディアとは違い、能動的に情報を選べるスマホだと、自分が望む情報だけを取捨選択することができるからです。

しかし、やはりそれもシニアにとっては意味が変わります。いろいろな情報を吸収しなければいけない若い世代とは異なり、シニアはこれまでの長い人生で、いろいろな情報に触れてきたはずです。そんなシニアにとっては、興味のない情報に接するよりも、好きなものをとことん追求できるスマホのほうが向いています。

特にシニアになると無気力・無関心になりがちなので、好きなものを集中的に追いかけることは大事です。

歳を重ねると集中力が落ちてしまい、そのこともシニアの脳の衰えの要因になっています。しかしスマホには、ユーザーの興味を惹きつける工夫がたくさん凝らされているので、集中力の衰えをカバーすることもできるでしょう。

古いメディアは、世間の多数派のニーズに合わせて情報を出しますから、自然とネガティブな重大ニュースばかりになってしまうことも問題です。コロナ禍がひどかったころを思い出してみてください。ずっと感染者数やコロナの危険性の話ばかりで、明るい話題はぜんぜんありませんでしたよね。それでは気分も暗くなってしまい、脳の働きも衰えるでしょう。

デジタルは健康にいい

スマホやパソコンなどのデジタル機器は、家の中にこもることにつながり、したがって健康に悪いようなイメージもありますが、例によってシニアにとっては逆です。デジタルは健康にいいのです。

認知症と並ぶシニアにとっての大敵が、心臓や血管の病気です。これらの病気で亡くなる人は、がんによって亡くなる人に匹敵するくらい多くいます。

心臓や血管の病気を防ぐためには、日々の血圧や、心臓が「ドキドキ」するスピードである心拍数のチェック、さらには有酸素運動の習慣をつけることが大事なのですが、デジタル機器はそうした場面でも役立ちます。

腕時計型のデジタル機器「スマートウォッチ」ならば、数千円で買える安価なモデルでも心拍数を測定できます。歩数計もついているでしょう。したがって、日々の健康チェックはもちろん、ウォーキングなどの運動をする際にもとても便利です。

私は患者さんに、「有酸素運動をするときは、安静時の1・5倍くらいの心拍数にしてください」とよく言います。

シニアの運動は、きつすぎると心臓に負担がかかるため危険ですし、逆に楽すぎると効果がありません。したがって運動のきつさをコントロールしなければいけないのですが、心拍数はその目安になるのです。安静時の心拍数が60回/分の方ならば、90回/分くらいを目安に運動すればちょうどいいでしょう。スマートウォッチがあれば、そのように効果的な運動ができます。

もう少し高価なスマートウォッチなら、血圧を測ることもできます。医療機器に比べるとやや精度が劣る場合もありますが、血圧は、毎日測って傾向を知ることが重要です。そう考えると、たまに来る病院で測るよりも、スマートウォッチで毎日測ったほうがいいのです。

さらに、運動や血圧といったデータを自動的に記録し、スマホに転送してくれるモデルも珍しくありません。ノートに毎日、血圧を手書きで記録するのは大変ですが、スマートウォッチなら腕につけているだけで記録がとれます。

このように、運動や健康状態の記録を簡単にとれるデジタル機器は、シニアにとっては健康でいる手助けもしてくれるのです。

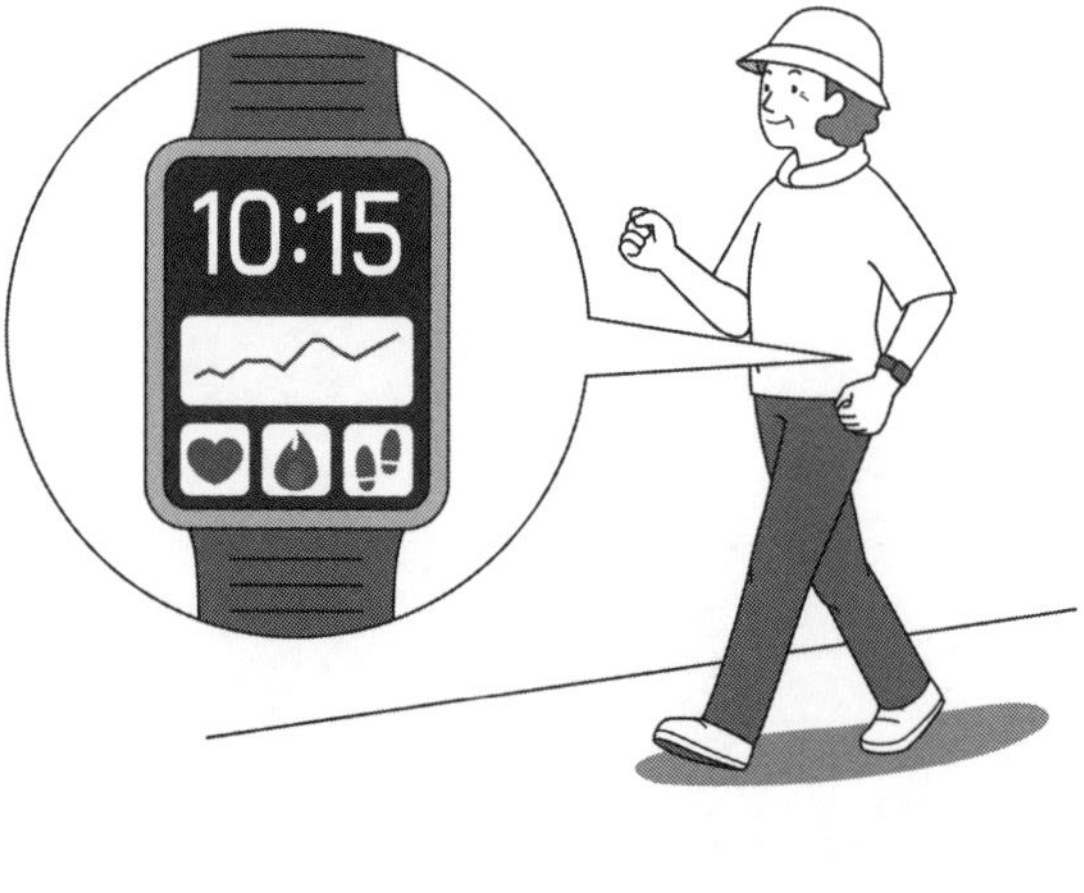

仮想体験を楽しむ

デジタルの世界には、VR《ブイアール》（バーチャル・リアリティー）など仮想体験があふれています。

「VRに夢中になると現実を忘れてしまう」などと批判されることもある仮想現実ですが、やはりシニアが元気に過ごすためには効果的です。シニアは若い世代ほど身軽には動けませんが、代わりにバーチャルな世界でいろいろなことを体験できるでしょう。

猛烈に暑い夏や寒い冬は、快適な部屋にいながら、旅行を仮想体験してみましょう。YouTube《ユーチューブ》には世界中の動画があふれていますし、ゲームや映画を楽しんでもいいでしょう。かつて旅行に行った場所の映像などを見ると、記憶を司る脳の部位である海馬《かいば》への刺激にもなります。

ちなみに、「寝る前にスマホを見ると睡眠のリズムが崩れる」と言われるのは、パソコンやスマホの画面が発するブルーライトという光線が太陽光にも含まれているため、それを見ることで身体が目覚めてしまうからです。

しかし私はよく患者さんに、「朝、起きたらスマホを見て！」と言います。ブルーライトを利用して身体を目覚めさせるというわけです。シニアの方は体内時計が狂いがちですが、スマホを利用することで、逆に整えることもできるのです。

デジタルでドーパミンを分泌する

「ドーパミン」という名前を聞いたことがあるかもしれません。これは脳内の神経伝達物質で、心地よさや意欲と関係があることがわかっています。仕事や趣味などで大きな達成を成し遂げたときに、脳内ではドーパミンがドバッと分泌され、快感ややる気が生まれるのです。

ところがこのドーパミンは、加齢とともに減っていくことがわかっています。シニアの生活がなんとなく退屈に感じられてしまうことには、脳科学的な根拠もあるのです。一日中、鬱々とテレビを見続けているようなシニアの脳では、ドーパミンが枯渇してしまっているのでしょう。

でも、何歳であってもドーパミンを出すことは可能です。その手っ取り早い方法が、新しい刺激に接することです。そして……もうおわかりですよね。そのためにはデジタルが最適なんです。

スマホの中には新しい情報が膨大にあります。そういった刺激に接するたびに、脳内ではドーパミンが分泌されます。

それ以前に、はじめて手に取ったスマホでは、使い方がわからない場面にも多く出くわすでしょう。そういうときも、ドーパミン分泌のチャンスです。

「どうすればいいんだろう?」→「わかった!」という発見の喜びが、ドーパミンを引き出します。ですから、使い慣れた家電やテレビに囲まれて一日を過ごすシニアよりも、積極的に新しいデジタル機器を使うシニアのほうが元気なのは当然なのです。

この観点から見ると、シニア向けに機能を減らし、使いやすさに特化したようなスマホは、実はよくないのです。「使い方がわかった!」という発見の喜びがなく、ドーパミンが出にくいからです。

ぜひ、若い人々と同じものを使ってみてください。そしてドバドバとドーパミンを出し、脳を若返らせてください。

お金がかからないデジタルの世界

デジタルが、若者よりもシニアに向いている理由の一つに、「お金がかからない」ということがあります。これはシニアになかなか理解してもらえないことなので、じっくり解説しましょう。

「タダほど高いものはない」という諺《ことわざ》があります。「無料○○！」のような商品やサービスには裏があるから注意せよ、という意味ですね。実際、無料を売りにして人を集め、高価な商品を売りつけるようなビジネスはたくさんあったようです。

しかし、デジタルの世界はそんなルールを変えてしまいました。基本的に、なんでも無料で楽しめるのがデジタルです。動画を見るのも音楽を聴くのも、基本的に無料です。フリーの、つまり無料で使えるアプリやソフトもたくさんあります。

あるいは、お金がかかるにしてもごくわずかです。一生かかっても観きれないほどの映画やドラマを配信している「Netflix《ネットフリックス》」や「Amazon《アマゾン》プライム・ビデオ」

などのサイトでは会費がかかりますが、それでも月1000〜2000円くらいが相場でしょうか。映画館で観る映画一本の値段で見放題ですから、実質タダのようなものです。

そんなことが可能になったのは、基本的なビジネスのモデルが変わったからです。広告収入やユーザーのデータ収集が価値を生むデジタルの世界では、ユーザーからお金をもらわなくてもビジネスが成り立つのです。だから、「タダほど高いものはない」という考えは、デジタルの世界では通用しません。

それなのに無料のものを警戒する習慣が抜けず、いろいろなチャンスを逃しているのがシニアです。もったいないですね。

デジタルの世界には節約のチャンスも無数にあります。

家庭用品でも趣味の道具でもなんでもいいですが、もし買いたいものがあったら、お店に行く前に「メルカリ」や「Yahoo！オークション（旧ヤフオク！）」といった中古販売サイトで商品名を検索してみてください。よほど珍しいもの以外、新品や新品同様のものが、お店よりはるかに安い値段で売られているはずです。それにAmazonや楽天市場といった通販サイトではしょっちゅう値引きやポイント還元を行っていますから、やはりお目当てのものを安く買うことができます。とにかく、お金がかからないのがデジタルの特徴なのです。

たとえば、新しい趣味をはじめるとします。

シニアになってから新しい趣味を探す人は多いと思いますが、今まではとてもお金がかかりました。たとえば楽器なら、高いお金を出して買い、レッスンに通い、テキストや楽譜を買うというように、いちいち出費がかさみました。

しかし今なら、YouTubeなどにレッスン動画を投稿している人がたくさんいます。もちろん無料です。また、先ほどお伝えしたように、メルカリなどの中古市場が非常に盛り上がっていますから、中古で状態のいい楽器を安く買うことができます。

ですから、デジタル時代にお金はかかりません。必要なのは時間だけ。だから、デジタルはシニア向けなのです。

デジタルは暇な時間を価値に変えられる

お金がかからない一方で、デジタルの世界を味わうには時間がかかります。調べものので納得いく情報に出会うまでにはそれなりの時間が必要ですし、中古販売サイトでお目当てのものを探すにしても、欲しいものが都合よくいつも出品されているとは限りませんから、他を当たらなければならないかもしれません。価格交渉にも労力が必要です。

つまり、お金はかからないけれど、時間はかかるのがデジタルです。もう少し正確に言うと、時間をかければかけるほど、有益な情報を手に入れたり、安く商品を買えたりするのがデジタル、というわけです。

「デジタルは時間を価値に変えられる」と言ってもいいでしょう。お金の有無は大した差を生みませんが、時間の有無が差につながるのがデジタルです。

ここまで言えば、私が何を伝えたいのか、おわかりでしょう。有り余るお金はないけれど、時間がたっぷりあるシニアは、仕事や育児に追われる忙しい現役世代よりも根本的にデジタルに向いているのです。ぼんやりとテレビを見ている時間をデジタルに回せば、人生は何倍も豊かになりますよ。

デジタルを使いこなして人気者に

先日、私は自治会の会員になりました。集まりに出てみると、案の定シニアばかり。面白かったのは、彼らの間にもデジタルが浸透しつつあることです。会員同士のやりとりも電話からグループLINE《ライン》に移行しつつありますし、会に行くと、スマホが得意な方が周囲に使い方を教えていたりします。シニアにとっても今はデジタルへの移行期なのです。

とはいえ、まだまだ使いこなせる方は多くありませんから、「デジタルに強いシニア」は仲間の間でヒーロー、ヒロインになれます。それは単にいい気分になれることにとどまりません。教師や講師の経験がある方ならおわかりかと思いますが、「人にものを教える」という行為は頭を使いますから、脳にとっても非常にいいトレーニングになります。コミュニケーションの機会が増えることも、孤立しがちなシニアにとってはいいことですね。

新型コロナで弱った脳を元気にする

2020年からの新型コロナウイルスの流行は、シニアの脳にとっても、とてもよくない出来事でした。

前に書いたように、シニアの脳はただでさえドーパミンが出にくく、その影響でネガティブになってしまう方が多いのですが、新型コロナ関連のニュースは、その傾向に拍車をかけてしまいました。

テレビや新聞はどこも新型コロナのニュースばかりで、しかも内容は「外出を控えて」「死者が○○人」といったネガティブなものばかり。そんな情報に毎日、朝から晩まで接していたら、ますますドーパミンの分泌は妨げられ、元気が失われてしまいます。患者さんと接していても、新型コロナの流行以降は、目に見えて元気がなくなる方がたくさんいました。

患者さんではありませんが、私の母もそうでした。母はもともと、とても元気なシニア女性でした。調理師、栄養士、和裁、洋裁など10個以上の資格を持ち、お弁当屋さんで働きつつ気功やヨガも習いに行っていました。

ところが、コロナ禍で仕事が激減。母と社会との接点が少なくなったせいで、彼女の認知機能は急激に落ちてしまいました。

前に書いたように、母はデジタルが苦手で、スマホも持っていませんでした。それでも、人とのつながりが多かったため母は元気に暮らしていたのですが、新型コロナによってそれらが絶たれたため、一気に脳が弱ってしまったのです。ネガティブなニュースの悪影響もあったでしょう。

びっくりした私は、母のガラケーをスマホに買い替えました。ラッキーなことに、お店がキャンペーンをしていて、セットでiPad《アイパッド》もついてきました。最初は恐る恐るそれらを触っていた母ですが、まもなく慣れ、今はSNSを楽しんだり、私や妻が撮った子どもたち（母の孫）の写真を眺めたりしています。

写真はネット（インターネット）を介して共有しているので、私や妻の手元でも同じように見られるのですが、私もたまに見ていると、母は気に入った写真にマークをつけているようです。私にとってそれは「写真見たよ！　いいね！」という合図になり、連絡しないまでもコミュニケーションが生まれています。

おかげで母は元気を取り戻し、外出の機会も増えました。どんな薬よりもスマホが効いたということです。

母のように、新型コロナによってネガティブな気持ちになったり社会とのつながりを奪われたりして、脳が元気を失っているシニアは多いはずです。

でも、デジタルはそういう人たちの「特効薬」になり得るのです。

「心のフレイル」をSNSで防ぐ

「フレイル」という言葉を聞いたことがあるでしょうか。歳を重ねることによる衰えを意味する言葉で、筋力や運動量の減少、体力の低下を指します。

こういった身体のフレイルは運動や適切な食事によって防げますし、デジタルがそのために役立つのは書いたとおりです。

ですが、忘れてはいけないのは、身体のフレイルとは別に「心のフレイル」もあることです。

フレイルになると、意欲や認知機能も低下します。特に私が深刻だと思っているのが「言葉のフレイル」です。人と言葉をやりとりする機会が少ないシニアほど声は小さく、言っていることも不明瞭になり、認知能力も落ちていきます。するとますますコミュニケーションの機会が減り……と、悪循環に入ってしまいます。

その、恐ろしい言葉のフレイルを防いでくれるのがSNSです。ネットの向こうにいる相手と言葉をやりとりすることは、身体のフレイルにたとえるならば、歩行などの運動や栄養たっぷりの食事と同じで、衰えを防いでくれるでしょう。

特にシニアの方々は、受けてきた教育のせいか、心の奥底にある本音を他人に言うことをためらうことが多いようです。しかしSNSならば安心して本音を言えるため、リアルよりも深いコミュニケーションがとれる可能性さえあります。当然、脳にもよいでしょう。

このように、若者向けのように思われがちなデジタルは、実はシニアの味方なのです。心や身体の衰えを防ぎたければ、ぜひデジタルを活用してください。

調べるスキルが運命を分ける時代

スマホやパソコンといったデジタル機器のもっとも重要な価値に、「検索できること」「たくさんの情報を手に入れられること」があります。あまりにも当たり前のようですが、私は、知識を増やせることの価値はシニアに十分に認識されていないように思います。

本書ではこの後も繰り返し検索や情報の大切さについて解説しますが、ここでは、どうしてシニアにとって検索や情報が重要なのかをお伝えしておきましょう。

シニアになると、どうしても病気や心身のトラブルに悩まされることが増えるでしょう。ご本人が元気でも、ご家族や友人も同じように歳を重ねますから、周辺も含め、病気や介護などが身近になってくるはずです。すると保険や福祉、各種の支援制度など、若いころは縁がなかったことについて調べる必要が出てくるかもしれません。

そういうときに、デジタル機器を使って検索するスキルがあるかどうかが運命を分けるのです。大げさではなく、死活問題になることさえあります。

私は医師ですから、まずは医療の話からしましょう。

もしあなたやご家族が病気になって病院に行ったとして、インターネットがない時代だったら、担当の医師の言うとおりにするしかありませんでした。特に専門的な医療になればなるほど知識を持つ医師の数が減りますから、主治医以外の意見を聞くことはとても難しいことでした。したがって、主治医に不満があっても我慢するしかありません。

でも、今ならパソコンやスマホを使って病名で検索すれば大量に情報が出てきます。症状や治療法、予後など重要な情報もすべてネット上にあります。

医師から処方された薬の名前で検索すれば、効果や副作用、ジェネリック医薬品の有無などについての詳しい情報が出てきます。あるいは、もし今の医師の治療に疑問があるなら、他の医師に意見を求める「セカンドオピニオン」を検討してください。そのときも「（病名）　セカンドオピニオン」と検索すれば、専門的なセカンドオピニオンを提供できる病院が見つかるでしょう。そういった情報が、あなたの運命を変える可能性は大いにあります。

デジタルのおかげで患者さんが受け身にならず、能動的に情報を探せるようになったことの意味は、いくら語っても語りすぎることはありません。

デジタルで医療の質が上がった

正直に言えば、スマホ時代の医師は大変です。患者さんがネットで調べものをして知識を身につけるようになったため、ウソやごまかしが通用しなくなったからです。でも、それは医療にとってはとてもいいことでしょう。

デジタルがない時代なら、どんなに能力が低い医師でも安泰でした。悪評が広がるといっても所詮口コミですから限界があります。そして病気になる人は次から次へと現れ、彼らは病院に行かざるを得ませんから、「客」には困りません。適当な薬を処方しても患者さんが薬について調べる手段がなければ、文句を言われることもありません。

でも、今は質の高い医療が提供できない医師や病院だと、たちまちネットに悪評が流れ、淘汰される運命にあります。個々の病気についても患者さんがネットで勉強をしてきますから、医師はうかうかしていられません。そのおかげで、医師にいい意味での緊張感が生まれました。

何よりも、ご自分の人生の問題である病気や治療についての情報を患者さんが調べる手段がない……という、とても不健全な状態が解消されたことは喜ばしいと思っています。デジタル機器が普及するまでは、自分の決断で人生を動かすという、当たり前のことが医療についてはできなかったのですから。

「申請主義」にデジタルで勝つ

デジタルの恩恵を受けられるのは医療だけではありません。病気になったり障害を負ったりした方への支援制度を調べられるようになったのは、革命的なことでした。特に日本ではそうです。

日本の福祉制度の特徴を表す「申請主義」という言葉をご存じでしょうか。「制度を利用するためには本人の申請が必要」だという意味なのですが、これは実はとても恐ろしいことでもあります。

健康な人は日常で意識することはないと思いますが、医療には大変なお金がかかっています。たとえばＩＣＵ（集中治療室）に入ると、保険を使って負担を３割に抑えたとしても、１日４万円前後ものお金がかかってしまいます。一週間で30万円です。

そういった負担を減らすために、病気やケガに見舞われたり、障害を負ってしまった人のためにたくさんの支援制度が用意されています。

しかし、申請主義であるということは、支援を受ける権利があっても、制度を知らずに申請をしなかったら支援を得られないということを意味します。

コロナ禍で自営業の人たちに給付される100〜200万円もの「持続化給付金」が話題になりました。手続きはとても簡単でしたが、これも、給付金の存在を知らず、期限までに申請できなければそれっきり、というものでした。知識の有無が何百万円もの大金を左右するのです。

そんな時代に、検索ができるスマホやパソコンを持っていないことは致命的でしょう。

認知症は情報戦

本書の読者の多くが心配しているであろう認知症も、情報戦です。

後で書くように認知症を恐れすぎる必要はないのですが、歳を重ねるほど認知症の方が増えるのは事実です。もしかすると、読者のみなさんの周囲にも認知症の方がいるかもしれません。

認知症は、まず医師（病院）選びが大変です。診断基準にあいまいさがあることもあって、医師の能力の個人差が大きく影響するからです。ですから、医師（病院）の評判を検索するスキルは必須です。

万が一ご家族やあなたが認知症と診断されても、日本にはいろいろな支援制度があるので心配しないでください。しかし、日本は申請主義ですから、自分で調べて申請しない限り、なんの支援も得られません。日本のシニアは認知症の心配をするよりも、スマホを使えないことのほうを心配すべきではないでしょうか。

他にも、認知症介護では、介護プランを立てるケアマネジャーと対等に話せるだけの知識を身につけたり、近所の家族会（認知症患者を家族に持つ人の集まり）を探してつながることができると負担が減らせます。そこでは知識の有無が大きく影響します。スマホやパソコンが大きな役割を果たすことは言うまでもありません。

怪しい情報に踊らされないために

ただし、ネットの医療情報については重大な注意点が一つあります。デマがとても多いのです。

たとえば「認知症」とか「胃がん」などと検索すると大量の情報が出てきますが、それらの情報の9割は雑音のようなものです。内容が不正確で、むしろあなたを惑わせるかもしれません。正確で価値がある医療情報は残りの1割程度にすぎません。なぜそんなことになっているのかというと、ネットでは医療の知識がない人も好き勝手に情報を発信できるからです。

ネットで有益な医療情報とそうでないものを見分けるには、発信者に注目してください。発信している人や集団が医療の専門家でない場合は、その情報は無視したほうがいいでしょう。

この場合の医療の専門家（集団）とは、医師や病院、その病気の研究者などです。ただし発信者がこれらの人ならばなんでもOKということにはなりません。医師や病院といってもピンキリで、中にはいい加減な人も多いのです。発信者が医師ならば、

●その分野の専門医か

●その分野の治療の実績をちゃんと積んでいるか

をしっかりチェックしてみてください。たとえば町の整形外科医が認知症について情報を発信していても、専門外ですからあまり見る価値はないでしょう。「テレビでよく見るから」「SNSのフォロワーが多いから」などの理由で信頼するのは禁物です。

同じように、情報を発信する主体が組織であるなら、国の機関や大きな学会など、公的で信頼がおける組織であるかどうかが重要です。「○○学会」には怪しいものも多いですから、そこも要注意です。

意地っぱりな日本のシニア

日本のシニアの間でデジタルの活用が進まない要因の一つに、「自分たちは若いモンとは違うんだ」というプライドというか、意地のようなものがあるのではないでしょうか。

今でこそ減りましたが、一昔前まではよく患者さんに「こんな若い先生で大丈夫？」と言われたものです。よく考えると医師としての能力と年齢は関係ないのでおかしな質問なのですが、「年功序列」的な考え方が染み付いてしまっているせいでしょう。

日本社会では「若者文化」と「お年寄りの文化」がはっきり分けられてしまっていることもあるかもしれません。服装でも趣味でも、なんでもそうです。だからシニアが若者のような服装をしていると「年甲斐もなく、みっともない」と白い目で見られてしまいます。

でも、それは日本のムラ社会だけの話です。多くの国では年齢に関係なく、みなが好きなことを好きなようにやっています。私はそれでいいと思っています。

日本では、なぜかデジタルが若者文化と結び付けられてしまっています。そのせいで、デジタルの活用をためらうシニアが多いのでしょう。それから、シニアになるほど近視眼的で意固地になりやすいのも、デジタルに背を向けるシニアが多い原因だと思っています。

しかし、心身の衰えを補助し、ときには回復させてくれるデジタルはむしろ、シニア向きなのです。そろそろ「デジタル＝若者文化」という思い込みから脱してみませんか？

デジタル用語を恐れない

もっとも、日本のシニアがデジタルに苦手意識を持ってしまうのは、デジタルの側にも要因があります。

というのも、訳のわからない横文字が多すぎるのです。「アプリ」「アップデート」くらいならまだいいですが、「タップ」「フリック」「スワイプ」の違いは……？ などと考え始めると、わけがわからなくなってしまいます。

しかし、横文字はまやかしです。医療の世界でも「サルコペニア」だ「フレイル」だと横文字が増えていますが、その実態はなんということもない、単に「筋力の低下（サルコペニア）」「加齢による心身の衰え（フレイル）」ということにすぎません。日本語で表現すればシンプルなのに、わざわざ横文字に言い換えているのは、理由もなく横文字をありがたがる日本人が多いからです。私はできるだけ横文字を使わず、日本語で表現するようにしています。

話が逸《そ》れましたが、デジタルでの横文字も同じだと私は言いたいのです。難しく見えるかもしれませんが、実態はとても簡単ですから、構える必要はありません。そもそも、デジタルが難しかったら今のように世界中の人に広がるわけがありません。

とはいえ、本書を読むためにも最低限のデジタル用語は知っておく必要がありますから、62ページと106ページにまとめておきます。きっと思っているよりも簡単ですから、さっと目を通しておいてください。

「見えない杖」としてのデジタル

このように、若者向けのように思われがちなデジタルは、実はシニアの味方なのです。心や身体の衰えを防ぎたければ、ぜひデジタルを活用してください。

私は、シニアにとってのスマホやパソコンは、杖や老眼鏡のようなものだと考えています。脚が弱ったら、杖をついて脚を助けますよね。目が見えにくくなったら、眼鏡で矯正して見えるようにすれば問題ありません。杖や眼鏡といった補助具のおかげで、シニアも自由に歩き回れるし、若者と同じように本や映画を楽しめるのです。

同じように、デジタルはシニアの自然な衰えを補ってくれる存在です。

私の患者さんに、交通事故で脳に損傷を受け、記憶力に障害を負ってしまった方がいます。過去の記憶は残っているのですが、新しく物事を覚えることができなくなってしまったのです。自分がどこに行こうとしていたのか、今どこにいるのかを覚えておくことができませんから、一人で外出することもできません。

家に引きこもるしかない、と落ち込んでしまった彼を助けたのが、一台のスマホでした。スマホのカメラで、今いる場所や食べたものなど日常の場面を撮るようにした結果、頭で覚える必要がなくなったのです。

スマホのおかげで趣味だった旅行にも一人で行けるようになりました。切符を買うことはできないのですが、スマホに「モバイルSuica《スイカ》」を入れておけば問題なし。道中でわからないことがあっても、その場で検索すれば大丈夫です。

スマホなどのデジタルは、シニアにとって欠かせない「見えない杖」です。もし記憶力が衰えても、それを補うばかりか、さらなるパワーアップまで約束してくれます。

次の章では、多くのシニアが恐れる脳の衰えがどういう現象かを解説します。仕組みを理解すれば、デジタルで衰えに立ち向かう道筋も見えてくるはずです。

コラム①

覚えておきたいデジタル用語 操作編

スマホやタブレットなど、タッチパネルの操作は
画面を見て直感的に操作するのがコツ！
「押す」「長押しする」「押しながら動かす」が基本です。

タップ

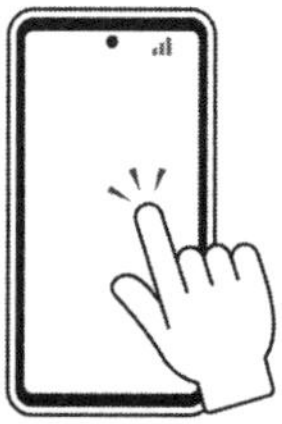

画面をタッチすること。アプリを開いたり、「戻る」「決定」など、表示されたものを選択するときに使う。

ダブルタップ

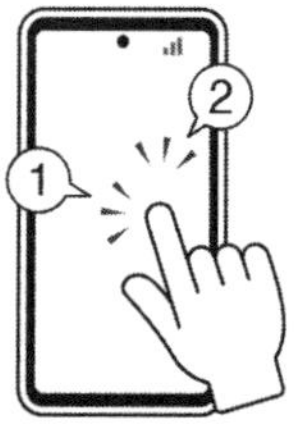

画面を「ポンポン」と連続して2回タッチすること。Instagramで「いいね」をするときなどに使う。

長押し

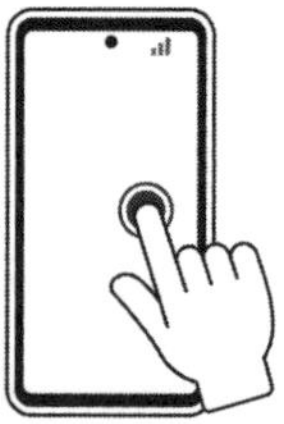

画面を数秒間長く押すこと。カメラフォルダに入っている画像を複数選択したいときなどに使う。

ドラッグ

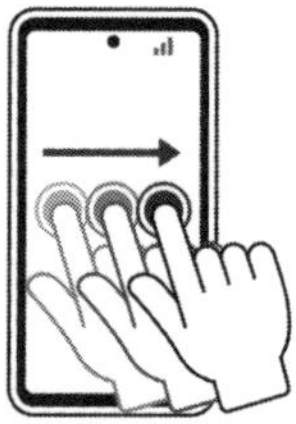

長押ししたまま動かすこと。ホーム画面のアプリを長押ししたまま移動させ、指をはなすと配置を変えられる。

POINT! スマホやタブレットには、携帯電話のようなボタンはありません

携帯電話で次の画面へ進むには、矢印ボタンで選択するものを選んで、決定ボタンを押していました。でも、スマホやタブレットは、選択したいものをタップするだけ。直感的に、とはそういうことです。

フリック

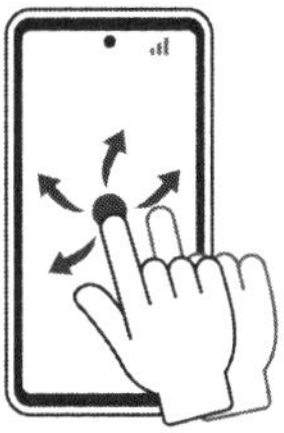

画面を押して上下や左右にはらうようにして指をはなすこと。「フリック入力」という入力方法で使う。

スワイプ

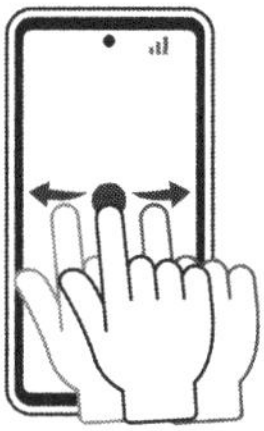

画面を押したまま指をすべらせて、はなすこと。ロックを解除するときや、ページをめくるときなどに使う。

スクロール

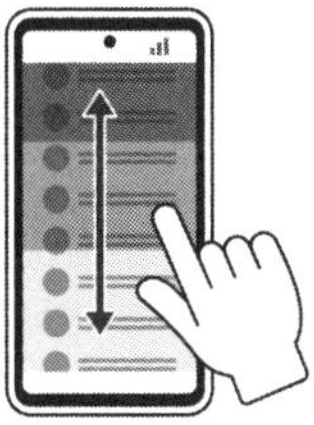

押したまま上下や左右に動かすこと。ネット検索やLINEのトーク画面など、長くつながった画面を動かす。

ピンチイン／アウト

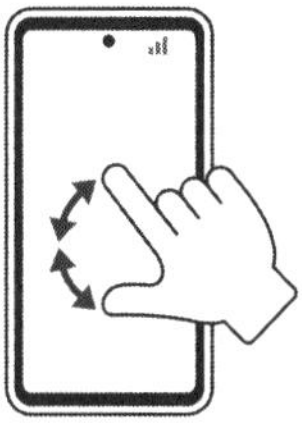

2本の指で画面を押したまま、開いたり閉じたりする。写真や文字を拡大(アウト)・縮小(イン)するときに使う。

第二章

脳の衰えをデジタルで防ぐ

落ちる能力と上がる能力

脳にとって、歳を重ねるとはどういうことなのでしょうか。

患者さんにも、漠然と「歳をとると脳が衰えて、場合によっては認知症になってしまう」と思っている方が多いのですが、それは正確ではありません。一章でも少し触れたように、衰える能力もありますが、むしろ上がる能力もあります。

上がる能力は少なくなく、言語力や理解力、洞察力、社会適応力、推論によって結論にたどり着く能力、危機回避能力、情報処理能力、コミュニケーション力といった能力などは、加齢とともに伸びることがわかっています。

一方の落ちる能力は、集中力、忍耐力、それから「近時記憶」などです。なんとなく自覚がある方も多いかもしれません。

近時記憶とは、数分～数日ほどの、比較的最近の記憶のことです。ついさっきの出来事や、何十年も前の出来事は思い出せるのに、近時記憶が抜け落ちやすいのがシニアです。

脳の重さは体重の2％ほどしかないのですが、脳が消費するカロリーは、身体全体の消費カロリーの20％以上にもなります。脳はとても多くのエネルギーを必要とする器官なのです。

だから、体力が低下すると、脳の能力もセーブしなければならなくなります。歳を重ねたら、脳の消費エネルギーを管理する必要性が出てくるということです。

無理に覚えるより検索しよう

しかし、記憶力の衰えはスマホで補うことができます。スマホが一台あれば、どんなに優れた脳よりもはるかに多い情報を検索できるのですから。

私はいつも思うのですが、これだけ検索手段が普及した現代にあって、記憶力にこだわる必要はあるのでしょうか。もちろん家族の顔を忘れてしまってては悲しいですが、検索すれば出てくるような情報をわざわざ脳に詰め込む必要はない気がします。

「最近の若者はすぐにスマホで検索して……」などと批判されることもありますが、シニアにとっては、単に思い出すより検索したほうが利点が多いと考えています。検索することで、目的とする情報以外のたくさんの情報に触れることができるからです。

「二代前の首相は誰だったっけ？」と訊《き》かれたときに、その場で思い出せれば大したものですが、出てこなくても問題ありません。検索しましょう。

すると、お目当ての首相の名前以外にも、その前後の首相や政策など、関連する情報がたくさん出てくるに違いありません。そして忘れてはいけないのは、そういった情報の一つひとつが、シニアの脳にとっては新奇の刺激なのです。

歳を重ねるにつれ増える「あれって、なんだったっけ?」の答え探しをスマホにお任せすれば、むしろ脳は元気になるということです。

忘れるのは記憶の断捨離

そもそも、シニアが物事を忘れるのは、決して悪いことではありません。脳にとって忘れる必要があるから、忘れるのです。

私はよく、脳の記憶スペースを物置にたとえます。

新しい空っぽの物置に荷物を入れるときはどうしますか？　当然、「ここは子どもの遊び道具、ここは庭の手入れ道具……」と、きれいに整理しながら入れていきますよね。

したがって、新しい物置はとても整頓されていて、入れた荷物を取り出しやすい。これが若い人の脳です。

しかし同じ物置を長く使っていると、荷物が増えてきて、「とりあえず、ここに放り込んでおこう」と、しまい方がだんだん雑になってきます。すると、何がどこにあるかわかりづらくなるので、当然取り出しにくい。これが高齢者の脳です。

その物置をさらに使っていると、ついに荷物が入りきらなくなる時がきます。要らない荷物を減らしてスペースを確保するしかありませんよね。

そんなとき、みなさんはどこにある荷物から処分しますか？　多くの方は、手前にある取り出しやすい荷物の中から不要なものを選ぶと思います。物置の奥の奥、大昔に入れた道具を処分する方は少ないですよね。手前の荷物を全部取り出さなければいけませんから。

シニアの方々が最近の出来事を忘れ、昔の出来事をいつまでも覚えているのは、つまりこういうことです。記憶の容量がいっぱいだから、処分しやすい記憶を削除し、容量を確保しているのです。

物忘れは、たくさんの情報が詰まっているシニアの脳にとっては必要なことなのです。それに今はスマホがありますから、物置から取り出しやすいような情報は、スマホで簡単に検索できます。そう考えると、物忘れも悪くないと思えてきませんか？

「物忘れ」と認知症は違う

「物忘れ」や「ボケ」と認知症は違います。

物忘れやボケは、いわば記憶をしまう物置そのものは残っていて、中が古い荷物であふれてしまっている状態です。だから荷物（記憶）を入れたり、取り出したりがやりづらくなるわけですね。

しかし、認知症は物忘れとは違い、物置そのものが壊れてしまうことによって起こる症状です。壊れる原因はいろいろあり、たとえばアルツハイマー型認知症では、脳内に「アミロイドβ」というゴミが溜まってしまうことで、物置としての脳が壊れてしまいます。ただ、それでも、昔、物置に入れた記憶は残る場合も多いですね。

私は、大切な記憶だけを最後まで持ち続ける認知症の方々は、断捨離のエキスパートだと思っています。ただ、エキスパートというくらいなので、たまに物忘れという形で断捨離をする普通のシニアとは違います。

ですから、物忘れがあったからといって、認知症であるとは言えません。また、将来的に認知症になると決まったわけでもありません。

私の経験上、「自分は認知症かも……」と心配する人が認知症であったためしがありません。認知症の方は、自分が認知症であることを強く否定するからです。

それから、やや余談になりますが、認知症の認定基準はかなりあやふやです。私の考えでは、認知症と診断された方々のうち、本当に治療が必要な人は、せいぜい1～2割くらいです。

「認知症」と言われる多くのシニアは、けっこう幸福な毎日を送っています。そういう人たちまでをひとくくりに「認知症」とまとめて問題視する風潮には、あまり賛成できません。

「認知症ブーム」に踊らされない

私の病院にも毎日、「物忘れがひどくて認知症が心配なんです」という方がたくさんいらっしゃいますが、本当の認知症に相当する人はまれです。そもそも、自分で自分のことを心配し、病院の予約をとって一人で来院できている時点で「認知症ではない」と診断してもいいくらいです。

みなさん、認知症を恐れすぎです。それはメディアや政府が「認知症が……」と煽《あお》っているせいもあるでしょう。

また、人の脳が未知のものを恐れるのも理由の一つです。本当の認知症になってしまったシニアは、自分がどういう状態であるかを他人に伝えることができません。つまり、人は認知症になるまで、それがどんな感覚なのかを知ることができません。だから認知症を怖がるのでしょう。私たちが死を恐れるのも同じ理由ですよね。

でも、認知症になった方が不幸であるとも限りません。意外と、悪くないかもしれませんよ。

いい機会ですから、誤解を恐れずに話しておきましょう。昼間に少し徘徊《はいかい》、もとい散歩をして、家に帰ってぼんやりしながら休憩。その後晩酌をして寝る生活は、はたして不幸でしょうか。悪くない生活なのではないでしょうか。

死ぬまでスケジュールを詰め込む毎日を送るのが正解だとは思いません。認知能力に一切の衰えを許さないような風潮にも首をかしげたくなります。子どもが大人と同じような認知能力を持っていないように、シニアの認知能力が多少落ちても気にする必要はないのではないでしょうか。


話が逸れました。

歳を重ねれば認知能力が落ちるのは当然です。そして高齢者が増えているのですから、認知能力が落ちている方が増えているのは自然な話です。私はよく「70歳を超えたら誰でもボケるもの」と言っていますが、自然な認知能力の低下をあまり恐れる必要はないのです。

しかし、国やメディアが認知症への恐怖心を煽りに煽った結果、〝自称認知症〟の方が増えてしまっているのが現状です。医師も医師で、認知症という診断を安易に下してしまっています。

本当の認知症は「物忘れが……」というレベルではありません。介護者を絶望させるような激しい症状がたくさん現れます。私は医師としてそういう患者さんをたくさん見てきましたし、自分の祖母がレビー小体型認知症でもあったので、介護当事者でもありました。その介護の辛さは、とてもここに記せるようなものではありません。

認知症治療は初動が大事

認知症を心配しているシニアは多いと思うので、治療についても簡単に解説しておきます。

少数とはいえ、治療を必要とする本当の認知症の方がいるのは事実です。そういった「本当の認知症」は、アルツハイマー型認知症、レビー小体型認知症、脳梗塞等の原因がある血管性認知症など、いくつかの種類に分かれます。

そして、ここからが重要なのですが、治療方法は認知症の種類によってまったく異なります。アルツハイマー型の方に血管性認知症の方向けの治療をしても効果は期待できません。認知症治療では診断が大事です。そしてできるだけ早いうちからケアマネジャーの手配など介護の道筋を整えることも欠かせません。

ところが、猫も杓子も「認知症」と診断されてしまう今の医学界では認知症の診断がかなりルーズになっていますから、正しい診断を下されていない認知症の方がたくさんいます。その結果、効果のない治療を受け続けることになり、もはや手の打ちようがなくなってしまっています。

認知症治療で大事なのは入り口です。正しい治療を、できるだけ早いうちからスタートすることが命運を分けるのですが、なかなかそうはなっていないようです。

脳は萎縮するもの

よく、私がMRI《エムアールアイ》などで脳のチェックをして「萎縮が見られるだけで、問題ありませんね」などと伝えると、「え、私の脳は萎縮しているんですか⁉」と落ち込む方がいます。

しかし、脳は歳を重ねるにつれて萎縮するものです。まったく異常ではありません。そう伝えてもなかなかわかっていただけないのは、脳への誤解があるからかもしれません。

80歳や90歳になれば、さすがに年齢の影響は全身に現れているはずです。皮膚にはシワが増えるでしょうし、筋肉も減るでしょう。20歳のアスリートのように筋肉隆々のおじいさん、おばあさんなど見たことありません。

もちろんご本人たちもそのことはよく理解していますから、「筋肉量が若いころよりも減っていますね」と言われても、「それはそうだろう」という反応の方がほとんどです。

ところが、なぜか「脳が萎縮していますね」と言うとびっくりしてしまう方が多いのです。でも、それは筋肉の量が減るのと一緒で、ごく自然なことです。高齢になってもまったく萎縮がない脳というのは、「筋肉ムキムキの100歳のお年寄り」と同じで、むしろ不自然なのです。

もちろん、身体の状態に個人差があるように、脳の萎縮度合いも人によって違います。医師に病的だと言われなければ、気に病むことはありません。

脳の作りと仕組み

人間の脳は、大きく大脳・小脳・脳幹の三つの領域に分けられます。もっとも大きい大脳は、記憶や思考、感情、言葉、理性などさまざまな機能を司っており、担当する機能は部位によって違います。小脳は頭の後ろのほうにあり、主に運動能力や身体を整える能力を司っています。そして脳の「付け根」にある脳幹は、呼吸や意識など、生命の基本的な機能を担当しています。

歳を重ねると、この脳が全体的に萎縮していきます。萎縮を止めるのは難しいのですが、やはり身体と同じように、栄養不足にならないように注意したり、トレーニングをしたりすることで衰えにブレーキをかけることは可能です。

そして、脳にとってのトレーニングが、刺激を受け取ったり、感情を揺さぶられたり、考えたりすることです。逆に、なんの刺激もない退屈な生活が脳に悪いのは、家にこもっていると身体の運動能力が落ちるのと同じですね。

ところで、大脳の表面は大脳皮質と呼ばれる数ミリ程度の薄い層に覆われており、思考や言語、感情、運動の制御などの高次機能はここが司っています。

重要なのは、手の運動や感覚を制御する部分が非常に大きいことです。それはつまり、スマホを操作するために手や指を使うことが、脳にもよいということを意味しています。

慣れるまでは「なんだか使いにくいな……」と感じる方も多いと思うのですが、それこそが脳のトレーニングになっているのです。

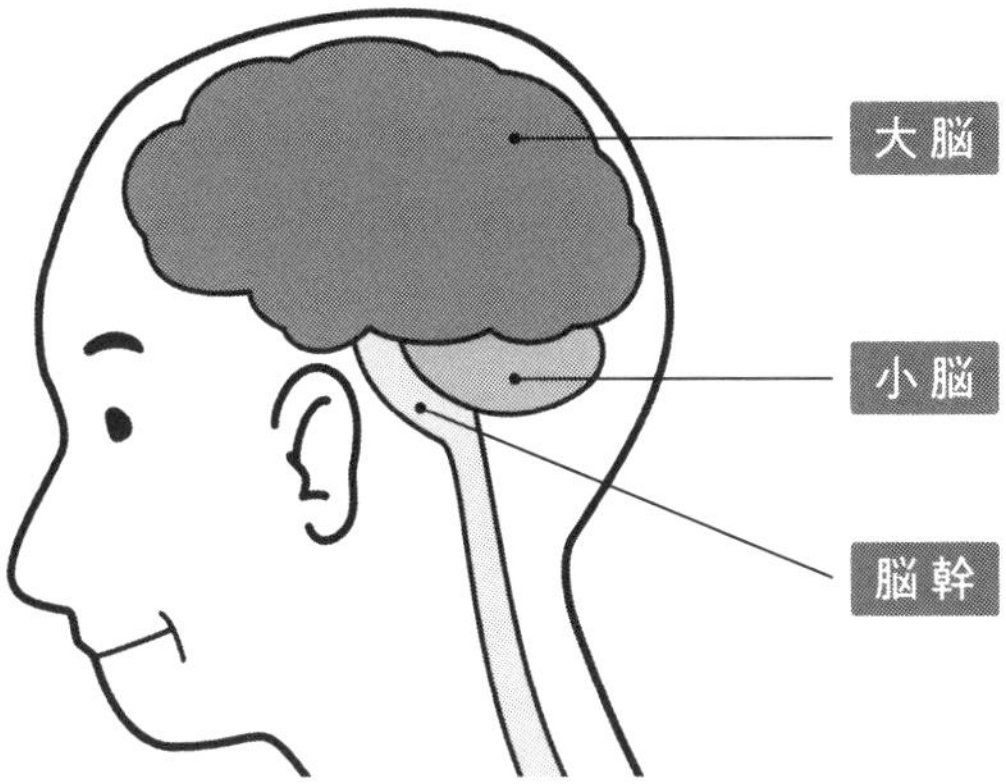

認知症は脳が病的に萎縮する

なお、認知症は、脳の病的な萎縮です。脳の萎縮した領域が司っている能力が大幅に落ちてしまうのです。

たとえば、「前頭側頭型認知症」と呼ばれる認知症だと、大脳の一番前のほうにある前頭葉や、側面の側頭葉が病的に萎縮します。前頭葉は理性や道徳を司る場所なので、ここが萎縮すると、万引きなどの反社会的行為に走ってしまったりします。

ただし、脳の病的な萎縮がすべて認知の障害につながるわけではありません。たとえば小脳が縮小しても、認知機能にはあまり影響はありません。小脳は主に運動能力を司っているからです。そのかわり、自律神経を調整する能力や身体を動かす能力が落ちてしまいます。

脳の萎縮を恐れる必要はなし！

脳の萎縮や衰えを極端に恐れる方の中には、脳という臓器がものすごく繊細で脆いものだと思い込んでいる方がいます。

たしかに、脳はとても複雑な臓器です。コンピューターやAI《エーアイ》がこれだけ進化しても、まだ心を持つことはできていません。しかし、せいぜい1500gくらいしかない柔らかい脳には、心が宿っているのです。

ですが、実は脳は極めて頑丈な臓器でもあります。銃で撃たれたり事故に遭ったりして脳が大きく損傷しても、日常生活を送っている人は少なくありません。それは、脳の傷ついていない部位が、傷ついた部位の機能を代替するからです。

脳には「可塑性《かそせい》」があります。可塑性とは、脳細胞の配列が変わり、本来とは異なる能力を持つことです。

たとえば、脳梗塞などの病気によって腕の制御を担当している脳の部位が傷つき、腕がうまく動かせなくなってしまったとしましょう。残念ながら、一度失われた脳細胞が回復することはありませんので、傷ついた部位はそのままです。

ところが、そういう患者さんが、リハビリによって機能を取り戻すことはよくあります。脳細胞が復活しないのになぜ機能が戻るのかというと、脳の別の部位、たとえば指を動かす部位が可塑性によって腕のコントロールも担当するようになるためです。

脳にはこれほどの柔軟性があるのです。

そして、可塑性は身体能力に限りません。失われた認知能力が回復するケースも珍しくはないのです。

脳卒中などで脳が傷ついた患者さんに「半側空間無視」という症状が出ることがあります。傷ついた側の脳の反対側の空間を意識できなくなってしまう症状です。

半側空間無視は右脳が傷ついた方に多く見られます。右脳がダメージを受けたため、左側を意識できなくなってしまい、右ばかりを見たり、左側にある食べ物を食べなかったりします。

ところが、この症状もリハビリによって改善が期待できます。壊れた脳細胞は回復しませんが、脳の可塑性によって、別の脳細胞が左側の空間を担当してくれるようになるからです。

脳はこんなにしたたかな臓器なのです。誰にでも起こる萎縮くらい、恐れる必要はありません。

そして、多少、失われた能力があっても、スマホが補ってくれます。ちょうど、脳が可塑性によって失われた能力を取り戻すように、脳から失われた能力も、スマホで補えばいいのです。

シニアの脳にとってのデジタル

脳の仕組みを確認したところで、あらためてシニアにとってのデジタルについて考えてみましょう。

私は、デジタルの悪影響がゼロだとは言いません。

たとえば、若い方が会話で「ショウノウ」という言葉を聞いて、スマホでその意味を調べたとします。すぐに「小脳」という単語に行きつき、その意味がわかるでしょう。

しかし、このように「最短ルート」で答えにたどり着いてしまうことには、デメリットもあります。答え以外の知識を身につける機会を逃してしまうからです。

ですが、多くの情報が詰まっているシニアの脳にとっては、知識を広げるよりも、知っているけれど出てこない情報にさっとアクセスできたほうがいいはずです。

また、よくゲームやスマホなどデジタルへの依存が問題視されますが、これもシニアにとっては悪い話ではありません。

というのも、この章の冒頭で書いたように、シニアの脳は集中や忍耐が苦手です。若い脳にとっては危険な依存性も、飽きっぽいシニアの脳にとっては、集中力の欠如を助けてくれる特性になり得るということです。

スマホでドーパミンを引き出す

ＳＮＳなどで自分にとって都合のいい情報ばかりを見てしまい、その結果、考えが偏ってしまう「フィルターバブル」も批判されがちですが、シニアにとっては必ずしも悪くありません。

若い世代なら、たしかにさまざまな情報にバランスよく接する必要がありますが、シニアは、これまでの人生でいろいろな情報を吸収してきたはずです。また、好きな情報に接するということはドーパミンが分泌されるということでもあるので、脳にはとてもよいことです。

極端な表現をすると、集中力が落ち、ドーパミンが不足するシニアの脳にとっては、依存するような状態や好みの情報に接するような状態は、必ずしも悪いものではないのです。

もちろんよしあしは程度問題ですから、寝る時間を惜しんでスマホばかり見るようになったり、あまりに偏った考えを持ってしまうのは問題かもしれません。しかし重要なのは、シニアの脳は若者の脳とは違うので、若者にとってよくないことが、シニアにとってもよくないとは限らない点です。

ところが、今の世の中で言われているデジタルやスマホの害は使い手が若者であることが前提になっています。そのため、シニアには当てはまらないことが多いことには注意してください。

欲望の解放が脳を元気にする

シニアになると、食欲や性欲など、さまざまな欲望が弱くなっていきます。それは平穏な日々を過ごすという意味では悪くないことですが、脳にとっては少し問題です。ドーパミンが出なくなるためです。しかし、デジタルは人目につかないところで欲望を発散させやすいのも特徴です。

日本のシニアはこれまで、欲望を抑え込んで生きてきました。自分の考えや希望よりも周囲を優先するように教育されてきたこともありますし、家族や仕事があったため、自分のことが後回しになってきたこともあるでしょう。

でも、もう我慢する必要はありません。欲望を全開にして、ドーパミンをどんどん出していきましょう。

幸いにも若いころとは違い、時間やお金には余裕があるはずです。その余裕を、がんばって働いてきたご自分へのご褒美に使ってください。

「欲望に素直になる」というと悪いイメージがあるかもしれませんが、例によって、それは若者の場合です。シニアにとってはむしろ、欲望を解放することが若さを保つ秘訣になるのです。

欲望といっても、食欲や性欲だけではありません。「他人に認められたい」という承認欲求を満たすことも、実はシニアが元気でいるためにはとても大切です。

SNSで自分を解放する

承認欲求は、人間にとって、とても重要です。

よく、介護をしている人が、介護対象者を虐待してしまったり、ひどい場合は命を奪ってしまったりする事件が報道されます。

あのような悲惨な出来事の原因も、多くは承認欲求でしょう。介護をする人の承認欲求が満たされないから虐待に走る人が出てくるのです。

人は、人に感謝されることがモチベーションになります。介護をする人も、される側の感謝や喜ぶ顔が見られるから、介護をする気力が出てくるのです。しかし、尽くしても尽くしても「ありがとう」の一言もなく、場合によっては文句を言われてしまっては、介護をする理由などなくなってしまいます。それどころか、介護される人への憎しみが生まれてしまうというわけです。

少し話が逸れましたが、承認欲求はそれほど大切だということです。介護と無縁のシニアでも、人に認められたり感謝されることのない生活を送っていると、徐々に生きる気力が失われていくでしょう。かといって、退職すると仕事で他人に認められる機会がなくなりますし、長く連れ添った夫婦間で承認欲求を満たすことも難しい。

そんなシニアにとっての希望がＳＮＳです。

ＳＮＳなら手軽に他人とつながれますし、そこにやりとりも生まれます。知識が豊富なシニアなら、それを伝えることで感謝されることもあるでしょう。そうでなくても、自分の考えを世間に向かって伝えるだけでも、承認欲求はある程度満たされるはずです。

「ＳＮＳで承認欲求を満たす」というとネガティブな響きに思われるかもしれませんが、むしろ、行き場のない承認欲求を抱えたまま鬱々と過ごすほうが危険です。とにかく始めてみてください。社会との接点もでき、自然と承認欲求は満たされるでしょう。

怒りやすく笑いにくいシニア

歳を重ねていくと、喜怒哀楽の感情が弱くなっていきます。感情の起伏がなだらかになり、それも脳が衰える要因になります。

しかし、すべての感情が同じように弱くなるわけではありません。「怒り」の感情は最後まで残り続けます。そのせいで、怒ってばかりいるように見えるお年寄りがたくさんいるのです。

人間の脳の奥深くに「大脳辺縁系」と呼ばれる場所があります。ここは生命の維持や原始的な感情など、本能的なものを司っています。いわば、動物としての脳といえるでしょう。

もっとも、人間の場合は高度な思考や理性を司る大脳が発達し、大脳辺縁系を包み込んでいます。だから、理性的な行動がとれるのです。

しかし歳を重ねて脳が萎縮してくると、大脳の働きが弱まり、相対的に大脳辺縁系の働きが強くなります。要するに、動物に近づいてしまうのです。

人間ほど豊かではありませんが、動物にも感情はあります。特に、動物が怒りの感情を見せることはよくありますよね。

シニアが怒りっぽくなるのはそのためです。いわば、理性を司る脳が痩せていった結果、動物としての本能が前面に出てきてしまうわけです。

そして逆に、シニアになると人間的な感情は衰えていきます。中でも弱くなるのが、「笑い」です。

笑う動物はほとんどいませんよね。笑いは、高度で人間的な感情です。そのため、脳が動物的になるシニアだと衰えやすいのです。

だからこそ、シニアにとって笑うことは、人間らしい感情を取り戻し、大脳を刺激するために大切なのです。私は、患者さんを、最低でも一回は笑わせることをノルマにしています。

一回でも笑えば、その診察は終わり。なぜなら、笑えるということは脳が元気だということだからです。笑いが消えたら、要注意です。

「喜哀楽」があふれるデジタル

笑いほどではありませんが、喜怒哀楽の「哀」(悲しみ)も人間的で、したがって衰えやすい感情です。

ここでいう悲しみとは、感動して涙を流すような悲しみのことです。誰でも若いころは映画や小説で感動した経験があると思いますが、歳を重ねるにつれ、そんな経験が減ってはいないでしょうか。

もし、「そういえば最近、感動していないな」と感じた方がいたら要注意です。脳が著しく老化しているかもしれません。

このように、感情が摩耗しがちなシニアの脳にとっては、喜怒哀楽から「怒」を除いた「喜哀楽」を体験することがとても重要です。しかし、シニアの平和な日常に、感情を揺さぶられる経験はそうはないでしょう。

そこでデジタルの出番です。

パソコンやスマホでつながれるネットの世界には喜哀楽の感情があふれていま
す。お笑いやコメディを見れば貴重な笑いを手に入れられますし、感動できる映画
や映像コンテンツも膨大にあります。無料で観られるものに限っても、何千年かか
っても見切れないほどの量です。

他にも、欲望を刺激するコンテンツはネットにたくさんあります。深夜に食欲を刺激する「飯《めし》テロ」という言葉がありますが、いかにも美味しそうな飯テロ動画だけでも、無数にアップされています。こういった動画は太りたくない若い人にとってはまさに「テロ」かもしれませんが、食欲不振や栄養不足が問題になるシニアにとっては、最高の特効薬になるかもしれません。

シニアにとって、感情を揺さぶられるデジタルがどれほど貴重な存在か、伝わったでしょうか。

心を揺さぶる体験

ここまでわかりやすい例ばかりをご紹介しましたが、喜哀楽だけではありません。デジタルに触れることで、さまざまな感情の揺れ動きを経験できます。

ＳＮＳならば、他人と交流できますから、あらゆる感情を体験できるでしょう。身の回りにいる人々だけではなく、ずっと若い人や外国の人など、まったくバックグラウンドが違う人と接するのは、脳にも強烈な刺激になります。そういう人が、たとえばあなたの投稿に「いいね！」をつけてくれるなどしたら、リアルでも体験できないような喜びが味わえるはずです。

デジタルにある体験は本当に種類が豊富です。

たとえば、オンラインで買い物ができることはご存じでしょう。Ａｍａｚｏｎや楽天市場などです。ネット通販とも言われますね。

そこには億単位の膨大な商品が並んでいます。選ぶ楽しさ一つとっても、近所での買い物とは比較にならないくらい刺激的です。

ネットでの買い物の楽しい刺激は他にもあります。たとえば、値引き品が多く用意されているのもネットの特徴ですし、時間限定で価格を下げるAmazonの「タイムセール」のように、イベント要素がある売り方も目立ちます。だから、飽きることがないのです。

また、中古市場が充実しているのもネットの強みです。メルカリやYahoo!オークションには、個人が不要になったものを大量に出品していますから、掘り出し物を探す興奮が体験できます。さらには、中古品をネットで買う場合につきものの出品者とのやりとりや価格交渉も、シニアの脳にとって貴重な刺激です。

繰り返しになりますが、シニアの脳の最大の敵は、刺激のない、退屈な暮らしです。退屈は脳を老化させます。

もし読者のみなさんが、ハリウッド映画の主人公並みのスリルと興奮にあふれた日常を送っていらっしゃるなら、生活にデジタルを取り入れる必要はありません。脳は若々しいままでしょう。

でも、もしそうでないならば、スマホやパソコンを使って刺激を受け、脳を若返らせてください。

生活を充実させるデジタル

脳や感情への刺激についてお伝えしてきましたが、そもそもの前提として、デジタルを取り入れることで生活が豊かになることも忘れてはいけません。

シニアはよく、食事をおろそかにしてしまいます。ちゃんとした食事を作るには、買い物や料理にかなり手間がかかりますし、外食をするにしても、お店を調べるとか、着替えて出かけるといった労力が必要なので、食事をサボるのは無理もありません。

しかし、シニアの心身を元気に保つには栄養たっぷりの食事が欠かせませんし、美味しいものを食べることは脳への刺激にもなります。だから私はよくシニアの患者さんに、ダイエット中の人がその日だけは好きに飲み食いできる「チートデイ」のように、好物をお腹いっぱい食べる日をもうけるように勧めています。ところが、「面倒くさい」「どのお店に行けばいいのかわからない」とおっしゃる方も少なくありません。

そんな方は、「Uber Eats《ウーバーイーツ》」や「出前館」などのフードデリバリーを頼みましょう。フードデリバリーとは、要するに出前です。ただし、選べるお店や料理の数が凄まじく多い出前だと思ってください。食べたいものはなんでもありますから、満足いくまで悩んで注文してください。すぐにできたての料理が届きます。

もちろん、フードデリバリーには流行りのドリンクも、甘いものだってあります。若者の間で流行っているお店には行きづらいかもしれませんが、そんなときこそスマホです。おしゃれなコーヒードリンクも、お店だと注文の仕方も難しいですが、スマホでなら慌てることなく自分のペースで注文できるでしょう。

なんだか楽しみが増えたような気がしませんか？

これは一例にすぎません。デジタルを取り入れると、いえ、スマホを一台買うだけで、生活も感情も、ずっと豊かにできるのです。

豊かでドラマにあふれた生活が脳の衰えを防ぐことは、繰り返しお伝えしましたよね。それでもまだ、「デジタルは難しそう」「トラブルに巻き込まれそう」などと二の足を踏む読者の方はいるでしょう。

次以降の章では、そういう方々に向けて、具体的なデジタルの使い方や注意点をお伝えします。

大丈夫、デジタルは全然怖くありません。みなさんがこれまでの人生で使ってきたアナログな道具よりもずっと簡単で、しかも安全です。

コラム②

覚えておきたいデジタル用語 活用編

デジタル用語は横文字が多く、
アプリの名前なのか操作方法なのか、よくわかりませんよね。
スマホを使っていてよく耳にする用語を簡単に紹介します。

SNS

ソーシャル・ネットワーキング・サービス（Social Networking Service）の略称。ネット上で世界中にいる他者とつながることができるサイトやアプリのこと。連絡手段としても欠かせないものになっている。

LINE	メールや電話の機能をもつ連絡アプリ。
X（旧Twitter）	短い文章を投稿でき、情報を発信したり見たりできる。
Instagram	写真や短い動画など、画像ファイルを投稿できる。
Facebook	文章や画像などを投稿して、日記のように使う人が多い。出身校や職場などの登録もできる。
TikTok	歌やダンスなどの短い娯楽動画が集まる。
YouTube	音楽や映像など膨大な量の動画が集まる。

アプリ

アプリケーションソフトウェアの略称。スマホやタブレットの画面に並ぶLINEやカメラ、電卓などのマーク（アイコン）はすべてアプリ。SNSなどはウェブサイトから見ることもできるが、アプリだとワンタッチで開けるので便利。新たに取り入れる場合は、iPhone・iPadなら「App Store」、Androidスマホなら「Google Play Store」というサイトやアプリから入手できる。

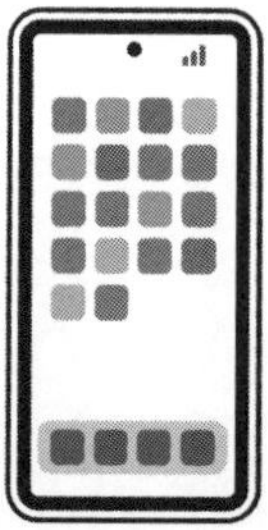

インストール／アンインストール

アプリなどのソフトウェアを自分のスマホやタブレットの中に取り入れることをインストール、完全に削除することをアンインストールと言う。

アップデート

アプリを最新の状態に更新すること。アプリを入手した「App Store」「Google Play Store」で更新の必要性を確認でき、自動更新・手動更新の設定もできる。

ダウンロード／アップロード

スマホ等に画像や文書などのデータを取り入れることをダウンロード、反対に送ることをアップロードと言う。「保存」はダウンロード、「投稿」「送信」はアップロードと考えていい。

アカウント

利用者を識別するため、名前や連絡先などの個人情報を登録したもの。図書館で本を借りるために利用者登録が必要なように、SNS等を自由に利用するためにはアカウント登録が必要な場合が多い。

ログイン／ログアウト

アカウントの情報(アカウントの名前・パスワード)を入力してサイトやアプリの中に入ることをログイン、出ることをログアウトと言う。

Wi《ワイ》-Fi《ファイ》

無線でインターネットを使う技術。インターネットにつながっている状態のときは、携帯会社の電波を使う「キャリア回線」か「Wi-Fi」を利用しているが、キャリア回線の場合は契約プランによって、使えば使うほど料金がかかったり、使える通信量が制限されていたりする。自宅やお店などに設置されたWi-Fiを使えば制限なく使えるようになって便利。

第三章

デジタルでボケない「自分」を手に入れる

脳を若返らせるキーワードは「新奇体験」

刺激のない退屈な生活を送っていると、脳が老いてしまうことがわかりました。家にこもり、同じようなテレビ番組を見てばかりの生活を送っているシニアの脳は、加速度的に衰えていきます。

逆に言うと、刺激を与えれば、脳は若返り、元気になるということでもあります。そのために覚えておいていただきたいキーワードは「新奇体験」です。経験したことのない、新しい体験をすることは、脳に強烈な刺激を与えます。

前にも触れましたが、脳はとても消費カロリーが大きい、燃費の悪い臓器です。しかし人体はよくできていて、普段の脳を「省エネモード」にすることで、カロリーの節約をはかっています。

脳の省エネモードのことを「デフォルト・モード・ネットワーク（Default

Mode Network：DMN)」と呼びます。このＤＭＮ《ディーエムエヌ》状態の脳は、寝ているときのようにスイッチがオフになっているわけではありませんが、フル稼働でもありません。ちょうど自動車のアイドリング状態のように、いつでも走りだせる状態にして待機しているイメージです。あるいは、この本のテーマであるデジタルにたとえると、パソコンのスリープ状態と言うべきでしょうか。

いつもと変わらない日常を送っているときの脳はＤＭＮ状態になっています。私の場合、いつものコンビニでコーヒーを買い、病院に出勤して着替え、診察の準備をし……という日常的な行為をしているときの脳は、ＤＭＮ状態です。いずれも私にとってはまったく新奇性がない体験ですから、脳はアイドリング状態でも問題ないということです。

しかし、ずっとＤＭＮ状態が続くと、脳は衰えていきます。アイドリングばかりでまったく走らない車がさび付いていくのと同じです。たまにはエンジンを回し、走り回らなければいけません。

「サリエンスネットワーク」が脳のスイッチを入れる

脳はいつもDMN状態であるわけではありません。難しいタスクや危険が迫ったときには、DMN状態を脱し、活発なモードに入ります。

このように、脳のモードを切り替えるときに活性化するのが、サリエンスネットワーク（Salience Network：SN）と呼ばれる脳のネットワークです。そして、シニアの脳を元気にしてくれるのが、このサリエンスネットワークなのです。サリエンスネットワークが活性化するのは、脳に一種のストレスがかかったときですが、これはシニアにとってはいいストレスと言えるでしょう。

サリエンスネットワークは、新奇体験をするときに活性化します。新奇体験といっても、大げさなものでなくても大丈夫です。

たとえば、私が毎朝、病院のそばのコンビニで買っているコーヒーを駅のそばのスターバックスのコーヒーに変えてみるのも新奇体験です。まず、普段は行かないスターバックスまで歩かなければいけません。旅というほどのことではありませんが、普段通らない道を歩くわけですから、「ここはどこだろう？　いつもの道とはどのようにつながっているんだろう？」などと、いつもは働かない脳の部位が稼働します。

それに、スターバックスでのコーヒーの買い方はコンビニとは違いますから、そこでも脳は働きます。コーヒーの味も違うでしょうから、いつものコンビニのコーヒーを飲んでいるときとは別の脳の部位が刺激され……と、新奇体験をしているときに、サリエンスネットワークは活性化します。

このサリエンスネットワークが脳を元気にしてくれるわけですが、歳を重ねたシニアの脳は、脳が省エネのDMN状態であることが増え、サリエンスネットワークが活性化しづらくなっています。ですから、新奇体験によって脳に刺激を入れることが重要になるのです。

多くのシニアが恐れる、いわゆる「ボケ」の正体は、脳の省エネ状態が続いたことによる衰えです。そこに病気が潜んでいる場合もありますが、多くはありません。元気な若者でも、まったく刺激がない環境に何年も置かれたら、脳は衰えます。使わない筋肉が衰えるのと同じです。

ですから、筋肉に負荷をかけて筋肉の力を維持、あるいは強くするように、脳にも刺激が必要なのです。

認知症が増えた原因は核家族化？

少し話が逸れますが、私は、認知症がこれだけ増えてしまった理由は核家族化にあると考えています。

今でこそ夫婦とその子どもしかいない核家族がスタンダードになっていますが、かつては三世代や四世代が一緒に住むのが普通でした。

「サザエさん」ではありませんが、それだけの大人数が一つの家に住むのですから、いろいろなことが起こります。仲がいい家族もいれば、一部の嫁と姑のように、関係が悪くなることだってあったでしょう。とにかく、人間同士の組み合わせのパターンの数だけ刺激があったということです。

したがって、大家族と住んでいると毎日が刺激の連続で、ボケる暇がなかったのです。ひ孫と遊んだり孫の相談に乗ったり、嫁とケンカしたりしていれば、脳は活性化しっぱなしです。

一方で、一見は理想的な家族に見える平穏な核家族は、シニアの脳にとっては最悪だと言えるかもしれません。刺激がなければ、脳はどんどん衰えていくでしょう。

何が言いたいのかというと、脳への刺激はちょっとしたことでいいのです。大冒険をする必要はなく、日常の中にほんの少し刺激を導入するだけで、脳は若返り、元気になります。

デジタルそのものが新奇体験

「デジタルによって脳を若返らせる、元気になる」というのが本書の狙いですが、実はその仕組みはとてもシンプルです。

それは、スマホなどのデジタル機器そのものが、デジタルに馴染んでこなかったシニアにとっては刺激ある体験だからです。

スマホに触れたことがない人にとっては、スマホを手に取ってタップするだけでも新奇体験です。カメラ機能を使ってみたり、アプリをインストールすることも新奇体験であることは言うまでもありません。

この章ではスマホなどのデジタル機器の使い方を解説しますが、大前提として、どんな使い方であっても、シニアにとってはスマホを使うこと自体が新奇体験であり、すでに脳のトレーニングになっていることは忘れないでください。

この事実は、若者にとってのスマホのあり方と比べると、とても対照的であることがわかります。

若者にとってのスマホがよくないと言われる理由をまとめると、それは「新奇体験ではない」からです。

ずっとスマホを使ってきた若者にとっては、スマホは新奇性がまったくありません。そして、新奇な刺激がない状態が続くと脳は衰えます。若者がスマホでずっと同じようなゲームばかりをやるのは、脳に新奇な刺激を与えないことであり、だから「よくない」のです。いわゆるデジタルへの依存状態も、新奇性がないものから逃れられなくなる状態を指しています。

しかしシニアにとってのスマホはすべてが新奇ですから、意味は180度変わります。世の中にある「デジタルは脳や身体に悪い」という風潮がシニアに当てはまらない理由がおわかりいただけたでしょうか。

ストレスこそが脳への刺激

読者の中には、「慣れないスマホを使うのは大変じゃないか」と心配している人も多いと思うのですが、むしろ、大変であればあるほど脳に負荷がかかるわけですから、脳は元気になります。

ロンドンのタクシードライバーとニューヨークのタクシードライバーの脳を比較した研究があります。なぜロンドンとニューヨークなのかというと、道が対照的だからです。ロンドンの道は複雑に入り組んでいることで有名ですが、ニューヨークの道は碁盤の目のように整備されていて、迷うことなく楽に運転できます。

さて、比較の結果、何がわかったかというと、ロンドンのドライバーのほうがニューヨークのドライバーよりも、脳細胞同士をつなぐシナプスが発達していたのです。これは、複雑な道を運転することで脳に負荷がかかり、それが脳の発達を促したものだと考えられています。

また、別の研究ですが、ロンドンやローマといった道が入り組んでいる街と、ニューヨークや京都のように道が綺麗に整備されている街の住人とでは、認知症の発症リスクが数倍違うこともわかっています。もちろん、道が複雑な街に住む人のほうが認知症になりにくいのです。

つまり、道に迷うとか、正しい道を探して地図を見るといった出来事の一つひとつが脳への刺激になり、シナプスの発達や認知症リスクの低下につながっているということです。

道に迷いやすい街よりも迷いにくい街のほうがいいじゃないか、と思われるかもしれませんが、脳のことを考えるとそうは言えません。日常的に新たな刺激に触れている若い人の脳ならともかく、シニアにとっては、脳を使わざるを得ない状況のほうが望ましいのです。

それは、シニアの脳には適度なストレスが必要だという意味でもあります。もしあなたが慣れないスマホを使うことに抵抗を覚えるなら、むしろ歓迎すべきです。「このアプリはどう使うんだろう?」と悩めば悩むほど、脳は元気になります。

新奇情報があふれるスマホ

さて、新奇情報や適度な脳へのストレスが、シニアを元気にしてくれることがわかりました。スマホには新奇情報があふれています。

たとえば、「Google《グーグル》」などの検索エンジンをスマホに入れると、キーワードで情報を検索できるようになります。もし川辺を歩いていて、オレンジと青の羽根を持つ綺麗な鳥を見かけたら、「小鳥　川　オレンジ　青」などと検索すれば、それがカワセミだという情報を知ることができるでしょう。

鳥の種類を調べることは本や図鑑でもできますが、デジタルがすごいのはその先です。使い手の興味や関心を自動的に把握し、さらに新しい情報を提案してくれるのです。

鳥のカワセミについて調べると、カワセミについてのあらゆる情報だけではなく、他の鳥の情報や、さらにはバードウォッチングのやり方まで解説したホームページを示してくれるかもしれません。

それだけではなく、あなたが何に関心があるかはスマホ全体で共有できますから、通販サイトのＡｍａｚｏｎにあるバードウォッチングに適した服装や望遠鏡といった商品まで提示してくれることもあります。

このような特徴は検索エンジンだけではなく、動画サイトのＹｏｕＴｕｂｅでも、もし一度でも囲碁について調べたら、囲碁を趣味にする人が好みそうな関連動画がドバッと提示されます。

このように、関連した情報が次々と出てくるのは今のスマホやパソコンの特徴で、アナログの世界にはないものです。そういった特性は、情報の海に溺れてしまうとか、余計な情報まで提示されてしまうなどと批判されることもありますが、例によって、それは若者がユーザーである場合です。

放っておくと狭い世界にこもりがちなシニアにとっては、デジタルがもたらす情報の広がりはむしろ希望です。趣味や関心を広げて、どんどん新奇情報に触れられるでしょう。新しい趣味にも出会えるかもしれません。

「調べる」が最強のスキルになる

もし、シニアにとってのデジタルの価値を「一つだけ選べ」と言われたら、私は「検索できること」と答えます。

検索すること自体はとても簡単です。GoogleやYahoo!《ヤフー》などの検索エンジンと呼ばれるホームページもしくはアプリを開き、検索したい単語を打ち込むだけです。「葛飾区　名医」などと、空欄（スペースと呼びます）を挟んで二つの単語を打ち込むと、これらの二つの単語に関係する情報がズラッと出てきます。

もちろん単語は二つでなくても検索できます。「葛飾区　名医」だと内科も整形外科も出てくるでしょうが、「葛飾区　名医　脳　認知症」というように単語を増やすと、知りたい情報を絞り込むことができます。

検索スキルは若い世代にも役立つものですが、シニアにとっては特に重要です。

というのも、歳を重ねるほど身近になる病気や介護は情報戦だからです。

検索という方法がなかった時代の医療では、患者さんは医師の言うことを聞くしかありませんでした。その医師の治療法が適切なのか、そもそも医師の診断は本当に正しいのかを自分で調べる方法はなかったのです。

しかし、今ならスマホ一台あれば病気についての膨大な知識を手に入れることができます。もちろん、医学のトレーニングを受けていない患者さんが中途半端に知識を手に入れることには賛否あるでしょう。治療にとってマイナスに作用する恐れも十分あります。

でも、医師だって完ぺきではありません。ならば、患者さんの側が知識で武装する必要があります。

デジタルの向こうには他人がいる

高齢になり、日帰りで通う施設「デイサービス」に行かれたことはあるでしょうか。そこではよく、認知症の当事者の方に対して「他の人と話してくださいね」と言われます。介護職員や他の利用者さんと触れ合うことも、デイサービスに行く目的の一つだと言っていいでしょう。

しかし、認知症の方も普段は家族と接しているはずです。どうして、あえて家族以外の人と触れ合うようにするのでしょうか？

それは、「他人」という刺激の新奇性が強烈だからです。大げさに言うと、他人は脳にいいのです。

たとえば家族間だと、テーブルに座って「あれ、ちょうだい」と言ったら「ああ、いつも飲んでいるコーヒーが欲しいんだな」と意味は通じてしまいます。しかし、デイサービスで会う他人相手ではそうはいきません。

すると認知症当事者の方も「『あれ』では通じないから、ちゃんと『コーヒー』と言おう」などと頭を使わざるを得ません。それは脳のトレーニングになります。さまざまな前提を共有していない他人とコミュニケーションをとることは、脳に効くのです。

そしてデジタルのすごいところは、スマホ一台を持つだけで、数億人もの他人とつながれるところです。SNSは言うまでもありませんが、動画の一本一本や、通販サイトの商品レビュー（批評）の一つひとつも他の人が作ったものであり、それらに触れることは、他人とコミュニケーションをとることに他なりません。

デジタルというと、他人とのコミュニケーションを閉ざして自分の殻にこもってしまうことにつながりそうなイメージがあるかもしれませんが、実際はまったく逆です。膨大な数の他人とつながり、そこから刺激を受け取ることができます。

もちろん、怪しげなメールやサクラによる商品レビューのようなマイナスの要素もありますが、そういったものに警戒するストレスも、シニアにとっては刺激になるでしょう。ひっかからないよう気をつければ問題はありません。

デジタルはシニアを能動的にする

もちろん、他人はテレビや新聞といった既存のメディアの中にもいます。

しかし、それらとデジタルとの決定的な違いは、ユーザーが能動的になれるかどうかです。自らの意思で動き、情報を選べるかどうかが決定的な違いです。

テレビや新聞といった既存メディアでは、基本的に情報に対しては受け身になるほかありません。能動的になれるのは、テレビのチャンネルを変えるときと、新聞をめくるときくらいです。

「テレビを見ているばかりでは、ボケてしまう」などと言われるのは、テレビが受動的なメディアだからです。情報に対して受け身でいると脳は省エネモードに入り、活性化しません。ぼんやり見ていたテレビの内容をまったく覚えていないような経験は、誰にでもあると思います。

しかし、スマホやパソコンでは、ユーザーが能動的に動かなければ情報が入ってきません。見たい情報をタップするとか、画面をスクロールするとか、ちょっとしたことですが、「自分で動いて得た情報」と「勝手に入ってきた情報」とでは、受ける刺激が違うのです。

さらに、デジタルを使えば自分から情報を発信することもできます。

テレビ局を作るのは大富豪でなければ無理ですが、YouTubeにチャンネルを開設するのは、スマホ一台あれば誰でもできます。X《エックス》（旧Twitter《ツイッター》）やFacebook《フェイスブック》を使えば、誰でも自分の考えを世界中に伝えられます。

学生のころを思い出してみてください。受け身で参加した授業と、楽しみながら能動的に参加した授業とでは、後者のほうがはるかにためになったはずです。

情報との付き合い方も同じです。能動的になれるということは、脳を活性化させ、有益で新しい知識を身につけさせてくれるのです。

匿名で心地よくつながる

シニアの他人とのコミュニケーションという観点では、デジタル独自の匿名性も非常にプラスになります。

X（旧Twitter）をはじめ多くのSNSは、自分の名前を隠して利用することができます（実名でも大丈夫です）。こういった匿名性はSNS独自のもので、犯罪や誹謗中傷の原因になるなど、ネガティブに語られることが多いのですが、私はシニアにとってはプラスも多いと考えています。

なぜなら、匿名性があることで、他人とつながることのハードルが低くなるからです。「自分は実名でもまったくかまわない」と思える方ならいいですが、見ず知らずの他人がたくさんいるSNS上で自分の名前を、つまり自分が誰であるかを明かすことに抵抗がある人が多いのではないでしょうか？　特に、自分を抑えるように教育されてきたシニアならなおさらです。

でも、匿名性が確保されていれば、気軽に他人とコミュニケーションをとることができます。万が一、相手が怒ったり、あるいは自分が不快な思いをさせられたりしても、匿名ですからあなたであることは相手には伝わりません。

シニアにとって重要なのは、相手が匿名であってもコミュニケーションには変わりないという点です。やりとりによって脳が刺激されるのは、匿名の相手でも実名の相手でも一緒です。

ならば、ハードルの低い匿名でコミュニケーションがとれるSNSは、シニアの脳を活性化し、脳の大敵である孤独を防ぐために非常に役立つはずです。

社会との関係が弱くなってしまったシニアは、まずはSNSで、匿名で他の人とつながってみてください。そこにはいろいろな人がいます。

もちろん、心地いい人だけではないでしょう。むしろあなたにとっては不快なことや、受け入れられない意見を言っている人も多いはずです。

しかし、それも大切な新奇体験であり、脳への刺激です。ぼんやりとテレビを眺める平穏な毎日では得られない、エキサイティングな体験をしてみてください。

デジタル回想法で脳が若返る

デジタルの有効な活用方法はまだまだあります。

認知症の患者さんによく行う「回想法」という治療があります。これはアメリカではじまった心理療法なのですが、認知症の方に、過去のいい思い出を回想してもらうことで、いわゆる「幸せホルモン」と呼ばれるセロトニンやオキシトシンを分泌させるものです。すると脳が活性化して、認知症の進行を抑えたり、自尊心が高まるといった効果が期待されています。

認知症の方は最近の記憶はなくしてしまいますが、昔の記憶は脳の奥深くに残っています。それを掘り起こすと、「そういえばあんなこともあった、こんなこともあった」と関連する記憶がどんどん引き出されていき、脳の中の循環がよくなります。

ちなみに、回想法はうつ病や自律神経失調症の方にも使われる療法です。そういう方は、得てしてネガティブな考えをぐるぐるとループしてしまうのですが、いい思い出に触れることで、その負のループを断ち切れる効果があります。脳にとって、よい記憶を思い出すことは、とてもいいことなのです。

そして、この回想法に近いことが誰でも、より効果的に行えるのがデジタルです。

過去に旅行した場所にまた行くのは簡単ではありませんが、Googleマップを見れば、あっという間にその場所の光景が見られます。ストリートビューという機能を使えば、その場を歩くように散策できるでしょう。

また、大昔に見た映画やテレビ番組なども、ネット上に残っている場合はしばしばあります。タイトルを思い出せなくても、「ニューヨーク　独身男性　バツイチ　映画」などといった断片的なキーワードから正解にたどり着けるのも、ネットのすごいところです。

なつかしい音楽も過去のいい記憶を呼び起こしてくれますが、ありとあらゆる音楽があふれているYouTubeなどのサイトなら、知る人ぞ知る一曲も見つかります。あなたが卒業した小学校の校歌も、おそらく見つかるのではないでしょうか。

「あの曲はなんだったっけ……」と思い出せない曲があっても大丈夫。「フンフーン♪」という鼻歌から曲名を当ててくれる検索アプリはいくつもあります。

キリがないのでこのあたりにしますが、とにかく、過去の思い出を見つけやすいのもデジタルの特徴です。30年ぶり、50年ぶりに、昔楽しんだ光景や映画、音楽と再会できたら、当時の記憶がブワッとよみがえるに違いありません。そのとき、脳は一気に活性化しています。

家族とつながれる

認知症の治療では、家族の協力がとても大事です。

私は、ご家族が認知症の治療には協力しないで「薬だけ出してください」という場合には、申し訳ありませんが、お断りすることにしています。効果が見込めないからです。

協力といっても、別にプロの介護士がやるようなことをしてほしい、という意味ではありません。ご家族が認知症であることを受け入れ、共有していただきたいだけです。

たしかに認知能力は少し落ちたかもしれないけれど、その人がその人であることは変わりません。そのことを尊重し、認知症の方と会話してほしいのです。現時点では認知症は治る病気ではありませんが、家族がこのように認知症を共有することで、本人の辛さは薄まるからです。

たとえば同じ言動を繰り返してしまうならば、家族が別の話題を出すことでその繰り返しから脱出させることができます。会話の力は大きいのです。

少し話が逸れましたが、シニアにとって、ご家族との対話はそれほど重要だということです。ですから、認知症ではないシニアの方も、ＳＮＳの向こうにいる人だけではなく、ご家族との対話も大切にしてください。

しかし、ご家族と同居している方ばかりではないはずです。今は、お子さんやお孫さんは別の場所に住んでいる方が多いでしょう。でも、スマホなどがあれば、滅多に会えないそういうご家族とも日常的に会話できます。

多くの人が利用するＬＩＮＥなどの無料通話アプリは、電話とは異なり無料で通話できるだけではなく、テレビ電話もできます（もちろん通話料はかかりません）。映像があると、声だけの会話よりも臨場感が違います。

他には、Ａｍａｚｏｎで３０００円台くらいから売っているネットワークカメラを買ってスマホと連携させると、そのカメラを置いている部屋と24時間つながることができます。ネットワークカメラはよくある監視カメラとは違い、通話機能がついているものも多いので、遠方にある部屋とあなたのスマホをつなげる道具、というイメージです。もちろん、いつでも画面や音声をオフにできるので、プライバシーも守られます。

実際、私も、新型コロナの流行によって入院中の認知症患者の方が家族との面会が難しくなった時期に、ネットワークカメラを病室に置き、遠方の家のご家族と一緒に食事をとってもらったことがあります。

効果はばっちり。まるで一緒に食卓を囲んでいるような空間ができ、患者さんもとても喜んでくれました。

デジタルの技術を使えば、遠くの家族とも、まるで一緒に住んでいるようにつながれます。孤立しがちなシニアに、これほど心強い味方もないでしょう。

認知症を防ぐ「今日行く」「今日用」

認知症予防のために必要だとよく言われるのが「きょういく」と「きょうよう」です。その日行く場所と、用事があれば認知症になりにくい、という意味です。行くところも用事もない、というシニアほどボケやすいのは、みなさんも実感されていると思います。

このキーワードには、単に行く場所と用事があればいいということではなく、強い「自分」を持っていればボケにくい、という含みもあります。

医師としての私の経験から見ても、加齢とともに認知症になっていく人は、友人も趣味もなく、ぼんやりとした毎日を送っている人たちです。行かなければいけない場所や、やらなければならないことがある人は、いつまでも元気です。

「憎まれっ子世にはばかる」という言葉がありますよね。多少は敵を作ることもあるけれど、我《が》が強く個性的な人ほどずっと元気で長生きだったりするのは、そのせいです。逆に、周囲に従い、言われたことを聞く無個性な人ほど早く弱ってしまったりします。

では、強い「自分」を持つためにはどうすればいいか。

禅問答のようになってしまいますが、「他人」が必要です。

自分一人で「自分」を作り上げることは不可能で、他者がいなければいけません。人は他者との関係から、自分という存在を作り上げます。

子どものころを思い出してください。友人と遊んだり、ケンカをしたりする中で、「優しい自分」「人気者の自分」「ちょっと斜に構えた見方をする自分」などの自意識が育ってきたはずです。

しかし孤独なシニアになってしまうと、自我を作るために必要な他人とのコミュニケーションもなくなってしまいます。すると、心身共に弱っていくというわけです。

強いつながりと弱いつながり

私は、シニアが認知症にならず元気でいるためには、他人との、強いつながりと弱いつながりが必要だと考えています。

強いつながりとは、家族や親友との関係です。いつも一緒にいて、プライベートも共にするような関係です。

強いつながりの大切さはよく聞くと思いますが、それだけでは十分ではありません。強いつながりだけでは疲れてしまいますから、もっと軽く弱いつながりもあっていいでしょう。そういうつながりからも、刺激はたくさん受け取れます。

そして、弱いつながりを与えてくれる一つがデジタルです。地球の裏側の人と匿名で会話をするとか、一度も会ったことがない人から中古売買サイトでモノを買うとか、その程度のつながりです。

そういうネット上の人間関係は「薄いつながりだ」と批判されがちですが、シニアにとっては、刺激を与えてくれ、歳を重ねるにつれぼんやりとしがちな「自分」を形作ってくれる大切な存在です。

釣りを趣味にする人なら、ネットで釣りの動画を見ているうちに、「釣り好きの自分」を強く自覚できるようになるでしょう。自分を持つとはそういうことです。

デジタルは、脳を若返らせる新奇な刺激と、他者とのつながりをもたらしてくれます。そしてそれは、いつまでも若く元気な「自分」を形作ってくれるのです。

コラム③

「もしも」に備える 機能や設定

スマホには「いざ」というときに身を守る、さまざまな機能が搭載されています。ここでは、そのいくつかを紹介します。

非常時や災害時などの緊急事態には、とても頼りになる存在です。

電話やメールが来なくても、用事がなくても、散歩や買い物に出かけるときは携帯しておくようにしましょう。

緊急通報

スマホは携帯電話としての役割があるため、当然、電話で110番や119番に通報できる。スマホはパスワードや指紋認証でロックをしている場合が多いが、そのロック画面に表示される「緊急通報」を開くと、ロックを解除しなくても警察(110)、消防(119)、海上保安庁(118)には連絡することが可能。緊急事態で余裕がないとき、あるいは誰かのスマホを借りて通報するときのために知っておくと便利。

緊急情報

緊急通報と同じように、ロックを解除しなくても開くことができるものとして「緊急情報」を表示させることができる。名前や住所、家族の連絡先、血液型や持病などを登録でき、急病や事故で本人確認ができないときに役立つため、自分の身に何か起こったときのために登録しておくといい。急病人を助けるときにも知っておくと通報時にスムーズ。設定画面にある「緊急情報」「メディカルID」などから登録できるが、名前や方法は機種によって異なる。

詳しくは検索して調べるか、契約している携帯会社に問い合わせてください。

防災アラート

地震が起こる直前に「地震です、地震です」と大きな音が鳴ったり、避難情報が通知されるのは、各省庁などが発信する緊急速報をスマホが受け取っているから。受け取るためには、受信できるよう設定しておく必要がある。

災害時の無料Wi-Fi

公共施設やお店などのWi-Fiを利用するにはメールアドレスなどの登録が必要な場合が多いが、災害などの緊急時には、登録不要な災害モードに変化するものがある。災害時には、政府も推奨する「00000JAPAN」という名前のWi-Fiに接続すると、無料で、無制限に利用することができる。

LINE位置情報送信

LINEは東日本大震災をきっかけに誕生したアプリ。相手がメッセージを読んだ印の「既読」は一種の生存確認でもある。緊急時に役立つさまざまな使い方があるが、覚えておくと普段も助かるのが、自分の位置情報を相手に知らせる機能。トーク画面の「+」から「位置情報」をタップすると、自分がいる場所の住所と地図を相手に送信できる。はぐれたときや助けを呼びたいときに便利。

災害用伝言版

大規模な災害時には、電話がつながりにくくなる。たくさんの人に連絡していると充電も減ってしまうため、各携帯会社が実施する「災害用伝言版」やLINEの「安否確認」に、「無事です」「自宅にいます」「避難所にいます」「電池がなくなりそうです」などと、安否情報を登録するといい。家族や知人の無事を知りたい場合も、状況がわからない間は連絡を控えたほうがいいため、「災害用伝言版」や「LINE安否確認」を確認するといい。

災害情報取得

地震や火山の噴火、豪雨や豪雪、土砂崩れなど、自然災害はいつ起こるかわからない。テレビだと即時に自分が住んでいる地域の情報を得るのは難しいため、スマホで調べたほうが早い場合が多い。「Yahoo!防災速報」「NHK ニュース・防災アプリ」などの防災アプリ、「ウェザーニュース」などの天気アプリを入れておくと便利で、自分が住む地域や家族が住む地域を登録しておくと、その地域別の情報を案内してくれる。

第四章

デジタルを使いこなすシニアになる

デジタルは難しくない

ここまで、シニアにとってのデジタルの価値を見てきました。シニアの脳はデジタルで元気になることはわかったけれど、それでも、まだ二の足を踏んでいる方も多いと思います。それは、スマホでもパソコンでも、「難しそう」「なんだか怖い」というイメージがあるからではないでしょうか。

しかし、ここではっきりさせておきたいのですが、そのイメージは間違っています。デジタル機器を使いこなすのはまったく難しくありません。シニアの方々がこれまで使ってきた昔の家電や黒電話、マニュアルの自動車などと比べると、はるかに簡単なのです。

たとえば私の母は、お弁当屋さんの仕事でお客さんに連絡するのに、何十人ものお得意さんの電話番号を記憶していました。郵便番号なんかも覚えていましたね。

私にはとてもできませんが、みなさんはどうでしょうか。

スマホならいくらでも電話番号や住所をアドレス帳に登録できますから、覚える必要などありません。ＬＩＮＥで連絡をとるなら、そもそも電話番号など要りません。

あるいは、昔は家で映画を見ようと思ったら、ビデオデッキを買い、ビデオ屋さんでビデオテープを借りてきて、それを家のビデオデッキに入れ、見終わったら巻き戻し……という手間が必要でした。でも、スマホやパソコン、タブレットなら、動画視聴サイトに行って見たい映画をタップするだけです。


そもそも、スマホやパソコンといったデジタル機器は、さまざまな道具が「できるだけ楽に」「誰にでも使えるように」と進歩してきた結果、作られたものです。

今や、地球上の人間の２人に１人がスマホを持っています。それは、スマホがとても使いやすいということを意味しています。

アフリカ大陸でも、成人の８割以上がスマホを持っているという推測があるくらいです。電気や水道が開通したばかりの小さな村でさえ、スマホは珍しくないならば、昭和や平成の使いにくい家電や機械を扱ってきた日本のシニアが、スマホを使えないはずがないのです。

それなのに、「スマホは難しそう」というシニアが後を絶ちません。なぜでしょうか？

スマホは「直感的に」使うもの

スマホよりずっと使うのが難しい道具を使いこなしてきたにも関わらず、スマホに苦手意識を持つシニアが多い理由。それは、スマホなどのデジタル機器は、昔の家電や自動車といったアナログな道具とは、根本的に使い方が違うからです。

家電でもなんでもいいのですが、シニアのみなさんがこれまで使ってきた道具は、使い方を覚える必要がありました。でも、スマホはちょっと違います。何も考えず直感的に「ピッ」と画面をタップするだけでいいのです。スマホなどの画面は「タッチパネル」といって、直接触れると操作できる作りになっています。

かつての家電には、必ず、教科書のような説明書がついていました。それを読み込み、使う前に使い方を知ることが第一歩でした。

しかし、今のスマホにはそんな大げさな説明書などついてきません。それでも世界中の人が使いこなしているのは、そもそも使い方を覚える必要がないからです。

たとえば、マニュアルの自動車で走り出すためには、エンジンをかけ、暖機運転をし、ブレーキを解除してギアを入れ……と決まった手順を覚えておかなければいけませんでした。

ですが、考えずに直感的に使えるようにデザインされているスマホならそんな必要はありません。それっぽいアイコンをタップして、画面に出る指示通りに指を動かしていれば目的は達成されるでしょう。あるいは「Siri《シリ》」などの音声アシスタント機能つきのスマホなら、何も考えずに「Hey《ヘイ》！　Siri《シリ》、○○までの道順を教えて」などと指示するだけです。

繰り返しになりますが、今の地球上の人口の2分の1以上がスマホを使っているのです。その中には、教育機関が十分にない遠隔地に住む人だって多くいます。そんな人たちでも問題なく使えるように作られているのがスマホだということを忘れないでください。あなたに使えないはずがないのです。

コラム④ 便利なAI機能

近年注目のAI（人工知能）技術はスマホにも搭載されていて、
ほとんどのスマホは音声アシスタント機能がついています。
自分の声をスマホに覚えさせる初期設定をしておきましょう。
質問に答えてくれたり、操作を助けてくれたり、
おしゃべりの相手をしてくれたりして、あなたを助けてくれるでしょう。

POINT! 音声アシスタントは秘書！ 名前を読んだら会話がスタート

iPhoneは「Siri（シリ）」、Androidスマホは「Google アシスタント」がアシスタント機能を担います。他にも、Amazonの「Alexa（アレクサ）」などがあり、これは電話ではなく、スピーカーです。それぞれ下記のように名前を呼びかけて反応したら、「5分タイマーかけて」と指示を出したり、「午後の天気は?」と質問をしたりできます。

Siri

「Hey,Siri（ヘイ、シリ）」

Googleアシスタント

「OK,Google
（オーケー、グーグル）」

Alexa

「アレクサ」

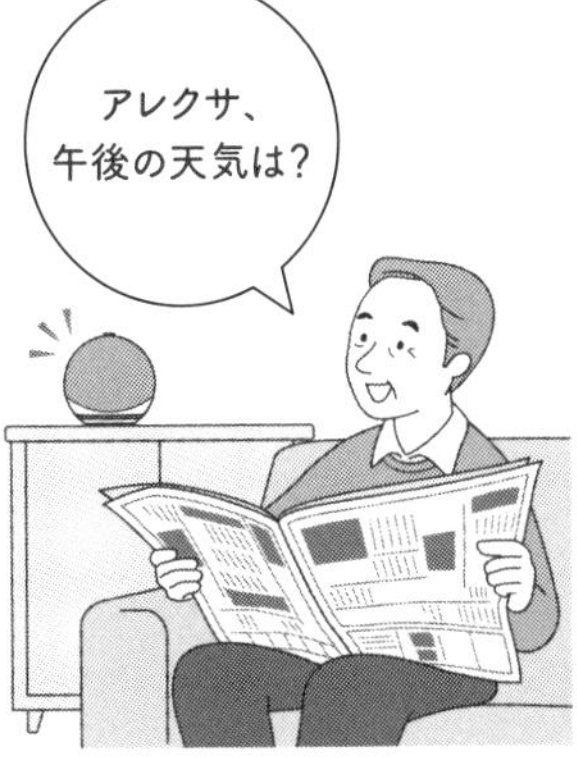

スマホは間違えても壊れない

もうひとつ、デジタルに苦手意識があるシニアに強く伝えたいのは、「使い方を間違えても壊れないから大丈夫」ということです。

昔の道具は、使い方を誤ると壊れてしまうことがよくありました。レギュラーガソリンで走る自動車に、間違って軽油を入れてしまったらアウトです。あと、いろいろな道具のスイッチやレバーはもろかったので、間違った使い方をして物理的に壊してしまった経験をお持ちの方も多いでしょう。

しかし、デジタル機器はそんな簡単に壊れません。スマホで誤ったところをタップしてしまっても、「戻る」ボタンやホームボタンを押せば元通りです。

ところが、多くのシニアにはデジタルへの恐れがあります。

その理由の一つは、壊れることが少なくなかった昔の道具のイメージを引きずっているからですが、歳を重ねたことも理由です。人は、歳を重ねるにつれ失敗への恐怖心やリスクを恐れる気持ちが強くなってくるからです。

それは、病気やケガへの抵抗力が落ちたことからくる自然な反応です。若いころは何も考えずに飛び越えられた段差も、シニアになったら警戒すべきなのは当然でしょう。

でも、デジタルは失敗しても平気ですから、その意味でも、デジタル機器はシニアに向いていています。

恐れの感情はむしろ危険

では、デジタル機器を使う上で何に気をつければよいのか。

水没には一応気をつけてください。一応、というのは、多くのスマホにはある程度の防水性がありますから、水に落としたからといってすぐに壊れてしまうケースは多くはありません。もし落としてしまったら、電源をオフにして水を拭き、しっかりと乾かしてからもう一度スイッチを入れてみてください。

あと、スマホは頑丈なので、ケースを付けておけばそう簡単には壊れません。足で思いっきり踏めば画面が割れるかもしれませんが、そういうことはあまりないでしょう。

つまり、物理的に壊れる心配はほぼ要らないのです。

それでも、ネットやSNSにはリスクが潜んでいそう……と考える方も多いと思います。たしかに、ネット上でのワンクリック詐欺などが問題になることもありますが、そういう詐欺は「デジタルは怖い」という恐れの感情を悪用しているのが特徴です。

たとえば、ちょっといやらしいサイトを見たことがあるおじいさんのところに「サイト閲覧料〇〇万円を請求します。もし支払いたくない場合は××をクリック」といったメールが届き、クリックした結果お金をとられてしまう……といった詐欺がありました。

しかし、落ち着いて考えてみてください。銀行の口座情報をスマホに紐づけない(登録しない)限り、どうがんばってもあなたからお金をとることは不可能です。ですからこういうメールは無視すればいいだけなのですが、漠然と「デジタルやネットは怖い」という感情があるから、そこに付け込まれてしまうわけです。

もし、万が一詐欺被害に遭ったら、お住まいの都道府県警察本部の「サイバー犯罪相談窓口」に相談してください。でも、あまりその心配は要らないでしょう。私としては、むしろ心配しすぎることのほうが、心配です。

メディアから能動的に情報を手に入れる

では、具体的なスマホの使い方を解説していきましょう。

まずは情報収集。ネットの魅力は、何よりも情報の膨大さにあります。それはテレビなどの既存メディアとは比較になりません。

はじめは、「Google」などの検索アプリで、気になるキーワードを検索してください。すると、そのキーワードに関連するページがたくさん表示されるはずです。

YouTubeなどの動画サイトやInstagram《インスタグラム》などの画像投稿SNSでは、動画や画像を検索することもできます。登りたい山が具体的にどんな様子なのかを動画で知りたいと思ったら、YouTubeで「○○山　登山」などと検索すれば、その山の登山道の動画が見つかるでしょう。

同じキーワードでも、InstagramやX(旧Twitter)などで検索すると、よりリアルタイムな情報が手に入ります。その日に登山をした人の投稿が見つかることもあるでしょう。すると、たとえば登山道が崖崩れで閉鎖されているとか、直近の情報が手に入ります。

どこでどのように情報を集めるにしても、検索エンジンの側があなたの興味を学習し、新たに「このような情報はどうですか」と提案をしてくれます。そのように、派生することで情報がどんどん手に入るのもデジタルの強みです。その幅広さは、テレビや新聞などの比ではありません。

玉石混交だから脳に効く

こういうネット上の情報について、質が高い情報もあるけれど、デマやフェイクニュースなども多いといって批判する向きがあります。

たしかにネットの情報が玉石混交であるのは事実です。でも、シニアの脳にとってはそれもいい刺激になります。

テレビの情報を一方的に受け取るよりも、ネットにあるさまざまな情報を「本当かな？　怪しいけれど、実は真実かもしれないな」と、自分なりに考えながら取捨選択するのは、脳を著しく活性化させます。

他にも、ネットの情報量が膨大であるだけに「情報に振り回されてしまう」という懸念もありますが、私はそれはむしろプラスだと考えています。そもそも、入ってくる情報の量が少なすぎて、スリープ状態が続いていることが、シニアの脳が衰える原因です。玉石混交の情報にぶんぶんと振り回されることは、大切な刺激なのです。

とりあえずは信頼性が高いとされる新聞や大手テレビの情報に注意を払いつつ、加えてネットの情報を主体的に漁ってみてください。質の高い、「玉」もその中にあるはずです。

情報があればコミュニケーションが生まれる

もう一つ、多くの情報を仕入れることのメリットは、コミュニケーションが生まれることです。

家族間であっても趣味の場所であっても、「○○って実は××なんだよ、知ってる?」というふうに、情報を持っていることがコミュニケーションのきっかけになることはよくあります。

子どものころの私は、親の仕事の都合で引っ越しを繰り返していたので、転校した先の学校では、いじめとまではいかないまでも、なんとなく「格下」に見られがちでした。

そんな私が編み出した対抗策が、他の生徒が持っていない情報を仕入れて、物知りとしてのポジションを確立することでした。情報と言っても、新しいゲームとか漫画といったほほえましいことでしたが、効果はばっちりでした。

やはり、「自分が知らないことを知っている人間」は、どんなコミュニティでも一目置かれるものです。子どもだった私の「地位」は飛躍的に上がり、「よそから来たヤツ」から「いい情報を持っていておもしろいヤツ」にグレードアップできました。

子どもとシニアとで条件は全然違いますが、物知りを尊敬する気持ちは一緒です。たくさんの情報を仕入れるメリットはたくさんあるのです。

デジタルで健康になる

スマホやデジタル機器は健康管理にも使えます。健康情報を収集、記録する手段としては、デジタルは圧倒的に強いのが特徴です。

たとえば、どんなスマホやスマートウォッチも万歩計アプリを入れることができますから、その日、どのくらい歩いたかを記録できます。たんに記録するだけではなく、歩いたルートや、その途中で撮影した写真なども合わせて記録できるので、後で振り返ることができます。

さらにはスマートウォッチなら、歩いている最中の心拍数など、さらに細かいデータをとれるものもあります。

この「データをとれる」というデジタルの特徴は、運動へのモチベーションを高める上でとても有効です。「今週は（今月は）どのくらい歩けたかな」と振り返ることで達成感を得られるためです。もちろん、アナログな道具を使って歩いた歩数や距離を記録し、それをノートにまとめてもいいのですが、デジタルはそれを自動的にやってくれます。表にしたりグラフにしたり、これまでの記録と比較するのもお手のものです。

さらにスマートウォッチならば、睡眠時間やその質といった睡眠の記録までとってくれます。睡眠時無呼吸症候群などの病気を、スマートウォッチのデータによって見つけた人もいるでしょう。

無限のエンターテイメントを楽しむ

スマホ一台あれば、ほぼ無限のエンターテイメントを楽しめます。膨大にあるゲームはあまりシニア向けではないかもしれませんが、映画やドラマ、音楽だけでも、何万年生きても消費しきれないほどあります。

今は「Ａｍａｚｏｎプライム・ビデオ」「Ｎｅｔｆｌｉｘ」「Ｕ-ＮＥＸＴ《ユーネクスト》」などの映画・ドラマ配信サービスがたくさんあります。

たとえば、Ａｍａｚｏｎプライム・ビデオの会費は年間５９００円（税込）、または月額６００円（税込）※ですが、それだけ払えば、モノクロ映画から最新のドラマ・アニメまで、数十万本以上の動画が見られるようになります。会費だけ払えば無料で見られるものが、おそらく数万本はあるでしょう。有料のものも、１本あたりコーヒー一杯程度の価格で見られます。

他の動画配信サービスもそれぞれ数十万タイトルほどの映画やドラマ、ドキュメンタリーなども配信していて、やはり月額費は数百円～二千円程度です。無料コンテンツだけでも大量にあり、有料のものも、Amazon同様、とても安価に見られます。映画館に行くための交通費などを考えると、気分としてはタダのようなものです。

しかも、古い映画・ドラマがとても充実しています。今のシニアの方々の青春期のものも大量にあります。一度のぞくとびっくりするでしょう。

また、シニアにはラジオ好きの方も多いですが、スマホでラジオを聴けることをご存じでしょうか。「radiko《ラジコ》」などのラジオアプリを入れれば、実はスマホでラジオを聞けるようになります。聴き逃した番組を後で聴くとか、お気に入りの番組を登録しておけば、お知らせが届く便利な機能もついています。

さらには、今はスマホがあれば誰でも簡単に音声を配信できるので、ネット上のラジオである「ポッドキャスト」が非常に盛んになっています。配信者は若い人が多いですが、昔から人気がある芸能人の方がポッドキャストをはじめる例も増えて

います よ。

ラジオにしてもポッドキャストにしても、スマホで聴くと、聴き方の自由度がとても高いのも見逃せません。放送後に聴ける「聴き逃し配信」がありますから好きなときに聴けますし、一時停止や巻き戻しも簡単です。

昔ながらのコンテンツを、より快適に楽しめるのもデジタルの強みなのです。

※2024年4月現在の価格です。

オンラインで「買う」を楽しむ

スマホやパソコンといったデジタル機器を手に入れたら、真っ先にチャレンジすべきなのが買い物です。

というのも、買える商品の種類も、安さも圧倒的だからです。日用雑貨も、服もブランド品も、とんでもない量の商品が揃っています。Ａｍａｚｏｎや楽天市場、服ならＺＯＺＯＴＯＷＮ《ゾゾタウン》などが有名ですが、それだけではありません。通販サイトだけでもキリがないほどの数があります。

毎日のようにどこかの通販サイトではセール品を用意していますから、リアル店舗で買うよりも安く買えるのは間違いありません。オンライン通販サイトのセールは時間限定のことも多いので、上手く安く買えたときには喜びも大きいはず。

若い人たちがネットで買い物をするのは、便利だからという理由だけではありません。圧倒的に「楽しくて」しかも安いからです。そんな楽しみをシニアが逃す理由はありません。

それから、シニアの方は「ネットは特別なものを買う場所で、日用品はスーパーで買うもの」だと思い込んでいる方がけっこういるのですが、それは違います。トイレットペーパーや日常的な食料品も、ネットだと安く買えたりします。Amazonや楽天市場はもちろん、イオンやイトーヨーカドーもオンラインストアをやっていますし、安く買える訳あり品専門のサイトもあったりします。ちなみに私は、子どものオムツも洗剤もティッシュペーパーも、すべてオンラインで買っています。そちらのほうが安くて楽だからです。

さらには、中古市場が非常に充実しているのもネットなのですが、それはこの後解説しましょう。

オンラインで「売る」を楽しむ

誰でもモノを売れるのが今の時代です。

昔は、Yahoo！オークションなどのネットオークションは一部の人が使う、少しハードルが高い場所というイメージがあったかもしれませんが、今の若い人は、日常的にモノを売り買いしています。その結果、リユース市場はどんどん大きくなっています。

中古売買サイトとしてはメルカリとYahoo！オークションが有名ですが、他にもいろいろあります。こういった場所には、やはり、ありとあらゆるリユース品が売られていますから、眺めているだけでも楽しくなります。もちろん、いいものが見つかれば、新品よりもはるかに安く買えるのは言うまでもありません。

シニアのみなさんにお勧めしたいのは、売るほうです。㈱メルカリの調査によると、一年以上使われていない不用品をメルカリに売りに出した場合の1世帯あたり平均額は、なんと73・5万円とのこと※。モノが多いシニアなら、100万円を超える家庭も珍しくないはずです。

たとえば、フィルムカメラやビデオデッキには、今も使っているユーザーからの手堅い需要があるようで、高く売れると聞いたことがあります。昭和の食器や昔の家庭によくあった木彫りの熊もなぜかいい値段で売れるということですが、おそらくファンがいるのでしょう。「シニアの家庭は宝の山」という人もいます。

それから、本も、まとめて買い取ってくれるような大手古本屋よりも、メルカリのほうが高く売れます。一冊一冊、吟味するからでしょう。私も不要になった医学書はメルカリで売っていますが、かなりの値段がつきます。

ですから、お家の断捨離をするときには、ぜひメルカリなどに売りに出してみてください。意外なものが売れることもあります。まとめて引き取りに来る不用品引き取り業者などよりも高値になるのは間違いないでしょう。

※2021年版 日本の家庭に眠る〝かくれ資産〟調査（メルカリ）より。

医療もデジタルで

最後に、医療もデジタル化している現状をお伝えしておきましょう。

私の病院では、「クロン」というオンライン診療アプリを導入しています。オンライン診療とは、予約から診察まで、すべてインターネットを使ってスマホやパソコンで行える診療のこと。つまり、家にいながら医者にかかれるものです。患者さんはクロンのアプリをスマホに入れると、病院に来なくても画面越しに私の診療を受けられます。

オンライン診療は、コロナ禍で感染リスクを避けたいシニアの方に需要があり、少しずつ広まりました。しかし今は、もっといろいろな使い方がされています。

たとえば私の患者さんの一人に認知症のおばあさんがいるのですが、彼女の娘さんは海外に住んでいて、診察に同席できませんでした。ですが、クロンを娘さんもインストールすることで、オンライン診療に同席できるようになりました。患者さんの家―私の病院―海外を、一つにつなげられるのです。

薬の処方もオンラインでできます。私が、患者さんの最寄りの薬局にオンラインで指示を出すと薬を用意してもらえるので、患者さんはそれを引き取るだけです。クロンは、1回の診察あたり診察代に加えて、330円（税込）の利用料※がかかるのですが、私の病院に来るまでの交通費も、移動時間もいっさい要らなくなることを考えると、むしろ安いのではないでしょうか。

他にもオンライン診療アプリはいくつかあり、一気に広まっています。私は、オンライン診療はシニアの医療に革命をもたらすと考えています。

※2024年4月現在の価格です。

オンラインはシニアの希望になる

オンライン診療をはじめて、気づいたことが一つあります。それは、病院に来ていただいて顔を合わせて診療するときよりも、患者さんと打ち解けて、気持ちよく診察ができるということです。

なぜだろうと思ったのですが、すぐに理由はわかりました。患者さんは、診察室にいるよりも自宅にいるほうがリラックスできるのです。やはり診察室では緊張するでしょうし、病院まで来たり、待合室で待ったりする疲れもあるのかもしれません。ある患者さんも「先生に会うよりもこっち（オンライン）のほうがゆっくり喋れるね」と言っていました。

デジタルな技術には、「冷たい」とか、「人間関係を希薄にしてしまう」というイメージがあるようですが、少なくともシニアにとってのデジタルは、他の人とのつながりを充実させ、たくさんの楽しいことと出会い、人生を充実させてくれるものだと確信しています。

デジタルは、シニアの弱点を補い、強みを伸ばしてくれます。実は、デジタル化の恩恵を一番受けられるのは、若者やミドルエイジではなく、シニアではないでしょうか。

シニアのみなさんが乗り越えるべき壁は、「なんとなく難しそう」という思い込みだけ。でも、決して難しくないことは、本書をお読みになったみなさんはわかってくれるはずです。

デジタルで、いつまでも若く、元気なシニアになってください。

コラム⑤

スマホと財布

財布に入っている
お金やたくさんのカード、クーポン券やコンサートのチケットなどは、
すべてスマホがその機能を代替できます。
カードやクーポンの他に、お薬手帳やチケットも
デジタル化が進んでいるので、いくつか紹介します。

ポイントカード

コンビニや飲食店、薬局や家電量販店、洋服屋など、ほとんどの店にあるポイントカードの多くは、その店のアプリをインストールすれば、そのなかにデジタル版のカードがあり、スマホひとつでポイントを貯めたり使ったりできるようになる。保有ポイントや有効期限を確認することもできて便利。

会計時にカードを表示するためには、スマホに並ぶたくさんのアプリから、その店のアプリを開いてカード画面を選択しなければならないが、大変に感じるようなら、財布のようにいろいろな店のカードをまとめておくアプリもある。

クーポン

昔は店頭で配ったり、新聞広告についていた「○円引き」「△割引」「××をプレゼント」などのクーポン券を最近は見かけなくなった。しかし、なくなったのではなく、その店のアプリやLINE等で配信されるようになり、紙のクーポンではなくなっているものがほとんど。お得に買い物をするためにも、割引情報はスマホを使ってチェックするといい。

診察券・お薬手帳

診察券やお薬手帳のデジタル化に対応できる病院や薬局は増加しており、デジタル版を利用すればそれぞれ持ち歩く必要がなくなって、管理も楽になる。診察券は、病院の検索・予約ができる「EPARKアプリ」、お薬手帳は日本薬剤師会の「eお薬手帳3.0」などがある。デジタルのお薬手帳は処方された薬の情報だけでなく、予防接種や検査の記録などもまとめることができて便利。

チケット

コンサートや舞台の観劇チケット、美術館や遊園地の入場チケット、新幹線や飛行機などの交通機関のチケットなども紙のチケットではなく、スマホに表示させるデジタル化が進んでいる。予約購入もチケットの受け取りも、スマホひとつで完結する。コンビニや窓口で購入すると手数料がかかることが多いので、デジタルチケットのほうがお得に購入できる場合が多い。

スマホ決済

キャッシュレス決済は、クレジットカードや交通系ICカードのチャージ金（電子マネー）で支払うものなどあるが、スマホにバーコードやQRコードを表示させて支払うものを「スマホ決済」と言う。「○○ペイ」と呼ばれるものが多い。その「○○ペイ」のなかにチャージをしたり、クレジットカードや銀行口座から自動引き落としの設定をすると利用できる。

スマホATM

銀行で通帳のデジタル化が進んでいるように、銀行カードもデジタル化の動きがあり、対応する銀行は少しずつ増えている。銀行のアプリからカード情報を表示させてコンビニのATMに読み込ませると、それが銀行カードを差し込む代わりになり、入金や出金、振り込みなどができる。

POINT!

非常時のために、ある程度の現金や身分証を持っておくことは大切！

キャッシュレス決済に対応する店は増えているものの、「支払いは現金のみ」という店もまだ一定数あります。また、電波が混み合うイベント会場や停電した災害時には、店側の機械がスマホのバーコードを読み取れないこともあるかもしれません。最低でもある程度の現金と、保険証などの身分証明書は持ち歩いておくといいでしょう。

シニアは社会を変えることができる

日本はとても住みやすい国ではあるのですが、一つ、とても大きな弱点があります。それは、社会が若者中心に組み立てられていること。

日本は世界でもっとも高齢化が進んでいる国です。しかし、それにも関わらず、社会や文化では若者が主役ということになっています。だから、せっかくシニアが新しいことにチャレンジしようとしても、「年甲斐もなく」とか「子どもっぽい」とか言われてしまう。社会に、年寄りは年寄りらしくおとなしくしていろ、という無言の圧力があるのですね。

高齢者の医療費を削減しようとしたり、たまにシニアが交通事故を起こしたりすると寄ってたかって叩かれるのも、同じ風潮の現れでしょう。事故を起こす確率は、シニアよりも20代の若者のほうが高いのに……。

私自身はシニアではありませんが、医師としてたくさんのシニアと接する立場として、日本のそんな空気を残念に思います。

世界のシニアはもっと元気です。

たとえばイギリス。私は昔イギリスに留学していたことがありますが、イギリスでは定年を迎えたシニアは美術館の入場料や日本の新幹線に相当するユーロスターの料金が無料です。だから、お金を使わずにヨーロッパじゅうの美術館をめぐることができます。

若いころ一生懸命働いたシニアに「ご褒美」が用意されているのです。羨ましいですよね。

あるいは、台湾に行ったときのこと。台湾の各自治体が運営する、リタイアしたシニアが学ぶ大学のような施設を見学しました。そこでは、大学で教えていた研究者が物理学や社会学を教えていたり、元経営者がビジネスの講義をしていたりします。

実際に足を運んでみると、「学生」たちは認知症の方から暇を持て余した元気なシニアまでさまざまで、昼休みには日本の大学生のようなノリで連れだって食堂にいったりと、とても楽しそうにしていました。

シニアが元気で楽しそうな社会。素晴らしいと思います。しかし、ひるがえって日本はというと……。

私は別に、イギリスや台湾のマネをすべし、と言いたいのではありません。日本には日本の良さがありますし、社会の作りも人々の意識も違いますから、同じことをやっても上手くいくとは限らないでしょう。だから私は、私なりに「どうすれば日本のシニアが元気になるか」を考えてきました。

そうしてたどり着いた答えが、「デジタルを活かすこと」でした。

日本にはさまざまな文化施設がありますし、医療も行き届いていて、福祉も「申請主義」ではありますが、たくさんの支援制度が用意されています。実は、シニアが元気に、楽しく過ごせる条件は世界でもトップクラスに整っているのです。

それでも日本のシニアに元気がないのは、そういった情報にアクセスできないことが大きな要因ではないか。私はそう考えました。日本のシニアは、日本が世界に誇る豊かさから遮断されてしまっているというわけです。

その壁を壊すのがデジタルです。世界トップレベルの寿命を誇る日本のシニアがスマホやパソコンを手に入れれば、鬼に金棒です。怖いものなどありません。高齢化率が高い日本に世界の国々が追随するようになるのは時間の問題でしょう。

Epilogue

日本のシニアのみなさん、歳を重ねることや認知症を不必要に恐れないでください。みなさんはもっと幸せになって、シニアを軽視する日本社会の雰囲気を変えましょう！

みなさんは、人類史上初めてスマホを手にしたシニアです。日々の暮らしはもちろん、この社会を、みなさん自身の力で変えていくことができるはず。私はそう信じています。

内野勝行

内野勝行（うちの かつゆき）

脳神経内科医。医療法人社団天照会理事長、金町駅前脳神経内科院長。

脳神経内科を専門として、これまで約1万人の患者を診察。薬物療法だけでなく、栄養指導や介護環境整備、家族のサポートなどをふまえた積極的認知症治療を行っている。

千葉県の小学校では、AEDの使用方法を教えるなど「命を守る学習」を開催するほか、テレビ・ラジオ・雑誌等メディア出演多数。著書には『1日1杯脳のおそうじスープ』（アスコム）などがあり、ベストセラーとなっている。

イラスト……（資）イラストメーカーズ
執筆協力……佐藤 喬
校 正……夢の本棚社
編 集……竹田かすみ

退屈ボケの処方箋
脳はスマホで若返る

2024年5月20日　初版第1刷発行

著 者　内野勝行
発行人　廣瀬和二
発行所　辰巳出版株式会社
〒113-0033
東京都文京区本郷1丁目33番13号 春日町ビル5F
TEL 03-5931-5920（代表）
FAX 03-6386-3087（販売部）
URL http://www.TG-NET.co.jp

印刷・製本　中央精版印刷株式会社

ISBN978-4-7778-3069-5 C0076